"麻"无止境 "醉"美守护
——麻醉科普 100 问

卢海洋　王保国　主编

中华医学电子音像出版社
CHINESE MEDICAL MULTIMEDIA PRESS
北 京

图书在版编目（CIP）数据

"麻"无止境 "醉"美守护：麻醉科普 100 问 / 卢海洋，王保国主编.
—北京：中华医学电子音像出版社，2024.8. --ISBN 978-7-83005-404-5

Ⅰ . R614

中国国家版本馆 CIP 数据核字第 202447RB25 号

"麻"无止境 "醉"美守护——麻醉科普 100 问
"MA" WUZHIJING "ZUI" MEI SHOUHU——MAZUI KEPU 100 WEN

主　　编：卢海洋　王保国
策划编辑：裴　燕
责任编辑：赵文羽
责任印刷：李振坤
出版发行：中华医学电子音像出版社
通信地址：北京市西城区东河沿街 69 号中华医学会 610 室
邮　　编：100052
E - mail：cma-cmc@cma.org.cn
购书热线：010-51322635
经　　销：新华书店
印　　刷：廊坊市佳艺印务有限公司
开　　本：880 mm×1230 mm　1/32
印　　张：6.375
字　　数：140 千字
版　　次：2024 年 8 月第 1 版　　2024 年 8 月第 1 次印刷
定　　价：50.00 元

内容提要

　　本书邀请来自全国 26 家医疗单位的 34 位临床医师，集中归纳了自身熟知领域及其所在学科的麻醉相关问题，并采用一问一答的形式解答了 100 个常见、常问的麻醉相关问题，从医学角度回答"是什么""为什么"，以及"怎么办"的问题，向大众介绍麻醉相关知识。无论是医疗场所的临床医师、就医患者，还是医学院校的本科生、研究生，均可从这本科普读物中获益。本书是一本有助于人们看病就医、了解医疗问题、普及麻醉知识和钻研学科进展的实用书籍，适合所有对麻醉相关问题感兴趣的读者阅读。

编委会

汪婷艳　首都医科大学附属北京友谊医院

张　杰　首都医科大学附属北京友谊医院

张青林　首都医科大学附属北京妇产医院

张治明　郴州市第一人民医院

陈　淼　郑州大学第一附属医院

陈柯宇　中国医学科学院整形外科医院

武昊天　清华大学附属北京清华长庚医院

林育南　广西医科大学第一附属医院

林菁艳　川北医学院附属医院

罗中辉　南华大学附属第一医院

赵　鹏　中国人民解放军联勤保障部队第九六四医院

胡啸玲　南华大学附属第一医院

徐　瑾　中国医学科学院整形外科医院

海克蓉　宁夏回族自治区人民医院

黄　三　川北医学院附属医院

韩琳琳　华中科技大学同济医学院附属协和医院

程　丹　郑州大学第一附属医院

熊　伟　资阳市人民医院

戴中亮　深圳市人民医院

主编简介

卢海洋

医学博士，副主任医师，副教授，硕士研究生导师，英国伦敦帝国理工学院访问学者。现任首都医科大学附属北京友谊医院副主任医师，首都医科大学麻醉学系副教授。国家科技部科技专家库专家，北京市科学技术委员会、中关村科管委科技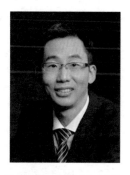项目（"北自然"）评审专家，北京市海淀区卫生健康委员会科技专家库专家，北京市住院医师规范化培训指导教师，通过北京市卫生健康科技创新与成果转化高级知识产权专员培训。中国国际科技促进会博士智库工作委员会副秘书长，中国微循环学会转化医学专业委员会青年委员，北京中西医结合学会围术期专业委员会委员，中华志愿者协会中西医结合专家志愿者委员会委员，中国针灸学会会员，欧美同学会会员。

获批并负责完成北京市自然科学基金面上项目 1 项、中华医学会麻醉学分会中青年麻醉学人才出国培养基金 1 项、首都医科大学教育教学改革课题 2 项、北京友谊医院科研启动基金 1 项。入选 2021 教育部中外人文交流中心"高层次国际化人才培养创新实践项目"、2023 全球健康产业创新中心（北京清华工业开发研究院）"启新计划"。已发表 SCI 论文 5 篇（*Anesthesia & Analgesia*、*Chinese Medical Journal* 等），统计源核心论文 11 篇（《中华麻醉学杂志》《临床麻醉学杂志》等）。荣获 2016 北京医学会麻醉学分会"第一届北京青年麻醉学医师论坛"论文竞赛二等奖，2020 第三届中国医疗器械创新创业大赛优胜奖，2021 世界麻醉医师大会"最佳 200 摘要"，2023 第二届"未来之星"生物医药创新成果转化大赛优胜奖。

"麻"无止境 "醉"美守护——麻醉科普 100 问

王保国

主任医师，教授，博士生导师，留美博士后，享受国务院特殊津贴，麻醉与疼痛资深专家。现任首都医科大学三博脑科医院（第十一临床医学院）党委书记、副院长，北京医师协会疑难疼痛会诊中心主任，中国超声医学工程学会麻醉与疼痛超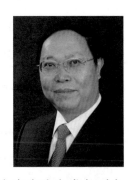声专业委员会主任委员，中国民族医药学会疼痛分会常务副会长，中国急救医学协会急性疼痛分会副会长，北京健康管理协会副会长等；历任三博脑科医院管理集团股份有限公司副总经理，北京天坛医院麻醉科主任、医务处长、院长助理，中国非公立医疗机构协会常务理事和麻醉专业委员会首届主任委员，北京医师协会疼痛专科医师分会第一至第二届会长、麻醉专科医师分会首任会长，北京市临床麻醉和疼痛治疗质量控制与改进中心第一至第五届主任，中华医学会麻醉学分会神经外科麻醉学组首任组长，亚洲神经外科麻醉和重症治疗学会第三任会长，中国医师协会麻醉学医师分会第一至第五届常务委员、疼痛专业委员会第一至第二届常务委员、神经调控专业委员会第一至第三届常务委员。承担国家"七五"国家科技攻关计划、"八五"国家科技攻关计划、国家高技术研究发展计划（863计划）、国家重点基础研究发展计划（973计划）、重点研发专项、国家自然科学基金、国家体育总局、北京市科委、北京市卫生局等课题。已培养博士后6人、博士30余人、硕士80余人。曾担任《麻醉与监护论坛》副主编、主编，《中国医刊》《中华麻醉学杂志》《临床麻醉学杂志》《国际麻醉学与复苏杂志》和《中国疼痛医学杂志》等杂志编委。

主编《实用呼吸机治疗学》《头面部疼痛治疗学》《麻醉学英汉、汉英词汇》《麻醉科诊疗常规》等著作。主译《神经外科麻醉手册》《麻醉医师必读丛书——疼痛医学》《图解疼痛治疗学》《神经调控治疗学》等。曾获国家针麻"八五"攻关重大成果奖、国家科技进步奖三等奖、北京市科技进步奖二等奖和三等奖、全国防治非典型肺炎优秀共产党员和先进工作者荣誉。入选北京市跨世纪优秀人才百千万工程（1998年）、北京市"十百千"卫生人才（2001年）、2017"人民好医生"。

副主编简介

戴中亮

医学博士，博士研究生导师，博士后合作导师，曾获教育部公派赴德国美茵茨大学留学。现任深圳市人民医院（暨南大学第二临床医学院、南方科技大学第一附属医院）麻醉科主任医师。兼任中国心胸血管麻醉学会青年委员，广东省医师协会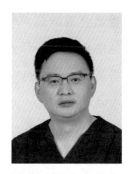麻醉科医师分会青年副组长，深圳市医学会精准医学分会常务委员，深圳市医师协会麻醉医师分会理事。入选广东省杰出青年医学人才、深圳市卫生健康菁英人才。

主持参与完成多项国家、省市级课题。以第一作者或通信作者身份发表论文40余篇，其中SCI论文20篇，获国家发明专利2项。

海克蓉

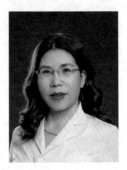

医学博士，主任医师，硕士研究生导师。现任宁夏回族自治区人民医院麻醉手术部教学主任及骨科亚专业组组长。兼任中华医学会麻醉学分会转化医学组委员，中国医药教育协会超声医学专业委员会麻醉超声学组常务委员，宁夏医师协会麻醉医师分会副主任委员，宁夏医学会麻醉学分会常务委员，宁夏回族自治区麻醉学医疗质量控制中心常务委员。Anesthesiology and Perioperative Science 青年编委，《宁夏医学杂志》编委，《宁夏医科大学学报》编委。

主持及参与国家自然科学基金 3 项，主持省级课题 4 项，其中宁夏自然科学基金重点项目 2 项。以第一作者和通信作者身份发表论文 10 篇，其中 SCI 论文 3 篇；参编著作 2 部。

李 茜

医学博士／博士后，副主任医师。现任南京医科大学附属江宁医院麻醉疼痛科副主任。兼任中国老年保健医学研究会氢分子生物医学分会委员，中国中西医结合学会疼痛学专业委员会委员，南京市中医药学会针刀专业委员会委员。

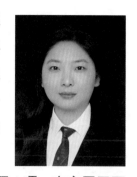

参与国家级课题 2 项，主持省级课题 1 项，南京军区面上项目 1 项，市级课题 1 项，院校级课题 2 项。以第一作者或通信作者身份发表 SCI 论文 6 篇，统计源核心论文 11 篇，专利 3 项。获中国老年保健医学研究会氢分子生物医学会中青年论文竞赛"主席提名奖"，江苏省抗癌协会肿瘤麻醉与镇痛学术年会中青年优秀论文竞赛"优秀奖"，以及南京市江宁区学术年会优秀论文"一等奖"。

序　言

"外科治病，麻醉保命""只有小手术，没有小麻醉""无影灯下的生命守护神"等，说的都是麻醉。管理疼痛、做到无痛是麻醉的基本工作要求；维持机体的呼吸、循环平稳是麻醉的基本工作内容；保障手术的顺利进行是麻醉的基本工作任务。毫不夸张地说，在医学领域，麻醉一直发挥着举足轻重、不可替代的重要作用。

党的二十大报告明确指出：人民健康是民族昌盛和国家富强的重要标志。坚持以人民健康为中心的发展理念，深入开展国民科普健康教育，加强和完善麻醉医疗服务，是发展我国卫生健康事业的一项重要内容。普及和推广麻醉相关学科知识，不仅有利于加强新时代的科学技术普及工作，而且有利于麻醉学科建设和麻醉人才的培养。这与深入贯彻实施"健康中国战略"，不断提高人民健康生活品质的目标是一致的。

中华医学会麻醉学分会和中国医师协会麻醉学医师分会倡导的、每年3月最后1周开展的"中国麻醉周"始于2017年，今年已是第8年，主题为"生命至重，大医精诚——深究病因讲麻醉，诚心实意帮患者"。中国麻醉周在全国各省（自治区、直辖市）医疗机构围绕生命健康和麻醉安全展开麻醉知识的科普公益活动，进行医学诊疗宣传，将医学领域相关知识逐步推广到生活的方方面面。

随着社会的发展，人们的健康意识和对健康知识的认知也在不断提高，在寻医问药、看病就诊中遇到麻醉相关问题在所难免。麻醉医师身兼重任且见多识广，既通晓外科系统，又贯穿内科系统；既要对全身疾病有所了解，又要掌握机制。麻醉医师不但要让患者安静入睡，更要让患者按时醒来。

本书邀请来自全国 26 家医疗单位的 34 位临床医师，集中归纳了自身熟知领域及所在学科的麻醉相关问题，回答了100 个常见、常问的麻醉问题。这些内容涉猎广泛、万象包罗、言简意赅、形象生动、浅显风趣，涉及儿童、老人，风险、获益，伤害、恢复，记忆、智力，门诊、病房等，不一而足。

本书以科普读物的形式向大众介绍麻醉知识。当人们遇到麻醉相关问题、亟需学习、钻研思考的时候，阅读本书可以达到解决问题，教育宣传的目的。无论是医疗场所的临床医师、就医患者，还是医学院校的本科生、研究生，均可从这本科普读物中获益。相信这本以麻醉问题为切入点，采用一问一答形式回答常见麻醉问题的科普读物，会成为一本有助于人们看病

就医、了解医疗问题、普及麻醉知识和钻研学科进展的实用
书籍。

首都医科大学附属北京朝阳医院

麻醉学教授　博士生导师

2024 年 6 月

前　言

　　社会的发展离不开医学，日常生活与医疗保健息息相关。一提起麻醉，人们的脑海中可能会泛起一些问号，提出一些疑问。麻醉对于很多人而言，既熟悉又陌生。麻醉可以让人们在真实世界体验一个充满奇妙经历的特殊睡眠过程。那么，到底什么是麻醉？麻醉跟我们的生活、工作、学习又有着怎样千丝万缕的联系呢？

　　本书以一问一答的形式科普麻醉相关知识，帮助读者朋友们在阅读过程中了解麻醉的细节和医疗过程。麻醉医师团队将从医学角度回答"是什么""为什么"，以及"怎么办"的问题。既解开读者心中的种种疑虑，又激发了读者的求知、思考和探索。您可以把本书当成一本普通的科普读物来阅读，也可以把它当作一把开启医学专业学习的"钥匙"，为医学（尤其是麻醉学专业）入门做好铺垫。

　　一叶落而知天下秋，医学知识浩如烟海。本书仅是纷繁复杂麻醉过程的冰山一角、沧海一粟。虽然涉及的内容还有一些局限，但它仍不失为一本融科学、教育、启发为一体的科普读物。希望读者朋友们能够通过阅读这本读物找到心中疑问的答案，了解医学和科学知识，激发阅读兴趣。这也是我们编写本书的出发点和初衷。

在本书付梓之际，我们要特别感谢支持本书编辑出版的以下项目：上海市 2023 年度"科技创新行动计划"国内科技合作项目——分娩镇痛技术在宁夏地区区－县－乡三级医院的科普及规范化推广示范应用（编号：23015821000）；中国红十字基金会医学赋能公益专项基金镇痛行动临床科研项目（基金号：CRCF-YXFN-202302028）。

由于编写时间及编写经验有限，书中疏漏之处在所难免，恳请读者朋友们不吝赐教，以便再版时修正。

主　编
2024 年 8 月

『麻』无止境 『醉』美守护——麻醉科普 100 问

目　录

第一章 麻醉概述

1 | 什么是麻醉?

麻醉(anesthesia)一词来源于希腊文 narcosis,其含义是用药物或其他方法使机体整体或局部暂时失去感觉,以达到入睡、无痛、诊断检查、手术治疗的目的。我国古代用针刺或穴位压迫,或使用麻沸散、大麻和洋金花等来达到麻醉镇痛效果。《三国志·魏书·华佗传》记载,东汉名医华佗发明麻沸散行腹腔手术,这也是世界上最早记载的麻醉术。近代麻醉学起源于 19 世纪 40 年代,代表事件是 1846 年 10 月 16 日著名牙医威廉·汤姆斯·格林·莫顿(William Thomas Green Morton)在麻省总医院(Massachusetts General Hospital)第一次公开成功演示的乙醚吸入麻醉手术,这一天也被定为"世界麻醉日"。

在我国古汉语中,"麻"和"醉"两个词各有其独立词义。"麻"为麻木、麻痹,"醉"为酒醉、昏迷。随着西学东渐,特别是明治维新以来,西方医学的传入和发展对日本的影响极其深远。日本医学中的麻醉又称"麻睡、魔睡、魔醉"或"麻酔（Masui）"。我国近代早期的西医学生多数留学日本，在翻译日本医学专著、编著医学教材及汉语医学名词统一方面做出了卓越贡献。现已知的汉语"麻醉"一词，最早见于1919年的日文译著《诊断学》。

麻醉，顾名思义就是生命整体或局部一过性的、暂时性的睡眠或失去感觉的过程。简单来讲，麻醉就是应用物理、化学的方法，使机体由清醒进入镇静、睡眠、无意识、无感觉状态的一个可逆过程。这个过程为手术创造了良好条件，是可以恢复、逆转、觉醒和恢复如初的。麻醉经历了近代、现代的发展成熟过程，现代麻醉学更加完善、安全、可靠，已经发展成包括临床麻醉、急救复苏、重症监测治疗、疼痛诊疗、围手术期医学及其他相关医学应用和研究的一门综合性学科。麻醉的重要性不言而喻。在医疗卫生领域，麻醉将继续发挥保证手术操作、保障患者生命安全的重要意义和光荣使命。

（卢海洋　撰稿；王保国　审核）

2 | 我国麻醉的发展历程如何？

中华人民共和国成立至今已有70余年。在此过程中，我国的麻醉学科从无到有，逐步发展壮大，创新思维理念不断付诸实践，麻醉医疗安全水平也逐年攀升。我国麻醉学的发展可以按几个重大历史性事件，将发展历程划分为以下四个阶段。

（1）初创与早期发展阶段（1949—1966年）：我国麻醉学科完成了奠基和初创阶段，其间建立了麻醉科或麻醉学科的组织，拥有了专职的麻醉医师，仿制生产了全身麻醉机、气管导管等一大批麻醉专用设备、器材，同时生产了各种麻醉药品。

（2）停滞和再发展阶段（1966—1979年）："文化大革命"及此后恢复阶段，由于大量知识分子受到冲击，绝大多数科研工作被迫停止或转向。随着我国1978年的改革开放，国外麻醉药品和器械先后引进国内，留学进修人员不断到国外进行学术交流。这大大促进了我国麻醉事业的发展，其中就包括全国广泛开展的对针刺麻醉和中药麻醉的研究。

（3）正式发展成为独立学科阶段（1979—1990年）：1979年，在黑龙江省哈尔滨市召开了第一届全国麻醉学术会议，成立了中华医学会麻醉学分会。麻醉学分会的成立是我国麻醉学发展的重要里程碑，拉开了麻醉学科全面建设和发展的帷幕。麻醉学分会先后创立了《中华麻醉学杂志》《临床麻醉学杂志》等学术刊物，为广大麻醉工作者交流经验提供了良好的平台。全国各级医院相继成立了正规建制的麻醉科，并积极开展各项学术交流活动。

1989年5月3日，卫生部颁布《关于将麻醉科改为临床科室的通知》（卫医字〔89〕第12号），将麻醉科确定为临床二级学科一级临床科室。成为独立的临床二级学科，为我国麻醉学科的进一步发展奠定了坚实的基础。至此，临床麻醉、急救复苏、疼痛诊疗和重症监护的麻醉学4个领域踏上了发展的快速通道，有力地推动了外科学的发展和医疗卫生事业的开展。

（4）快速发展阶段（1990年—至今）：现如今，我国已经建立了现代化的麻醉手术系统，学科人才梯队建设有了长足的发展，临床麻醉的安全性明显改善，麻醉基础科研工作也已迎头赶上。未来的中国麻醉将致力于解决麻醉学科发展面临的短板，拓展"麻醉治疗学"的创新领域，加大投入麻醉人工智能医疗，建立麻醉学科创新医疗服务，努力成为急危重症救治的先锋和主力，助力"健康中国2030"和医疗卫生事业的绿色健康发展。

（海克蓉　撰稿；卢海洋　审核）

3 麻醉科是一个什么样的科室？

麻醉科绝非想象中"打一针、睡一觉"的简单科室。"外科治病，麻醉保命"，麻醉科在医疗过程中发挥着至关重要的作用。事实上，麻醉的诞生和发展不仅成就了外科手术的发展，也整体提高了临床医疗的安全性。

患者进入医院住院，决定实施外科手术时，麻醉医师需要为患者制定个性化的麻醉方案。

（1）手术开始前：系统评估患者全身状况和重要器官功能，对可能影响患者手术安全的合并疾病及异常情况提出治疗和处理意见，确保患者在最好状态、最佳时机接受手术。

（2）手术期间：麻醉医师严密监测患者的体温、脉搏、呼吸、血压等生命体征，维持合适的麻醉深度，对手术过程中出现的任何紧急情况做出快速、精准的处理。

（3）手术结束后：麻醉医师根据患者术中情况，结合自身经验，权衡利弊、整体评估，决定何时复苏，如何平稳过渡。

在麻醉这场特殊"飞行"中，麻醉医师的保驾护航工作，决定了患者"起飞、降落"的生命安全。

麻醉科的工作不仅局限在手术室内的临床麻醉实施和管理工作，还包括疼痛门诊、麻醉门诊、无痛胃肠镜、无痛分娩、日间门诊、麻醉重症监护、麻醉恢复室、急救复苏等工作。很多医院的麻醉科甚至已经成为综合性科室，不仅承担医疗安全、医疗舒适的重任，还承担医疗教学、科研等工作；不仅满足外科手术的临床需求和发展问题，还是协调各临床科室相互配合、协同合作的平台科室。因此，麻醉学科是医院推动"舒适化医疗"的主导学科、保障医疗安全的关键学科、提高医院工作效率的枢纽学科、协调各科关系的中心学科。

（徐　谨　撰稿；卢海洋　审核）

4 为什么说"外科治病、麻醉保命"？

　　社会大众普遍认为病灶的切除是由手术医师完成的，认为病治疗得"好不好"，病灶切得是否彻底，都是外科手术医师的功劳。你躺在手术床上感觉"迷迷糊糊地睡了一觉"，醒来时，手术就做好了。其实，这个过程中不仅需要手术医师切除病灶，更需要麻醉医师凭借过硬的专业技能，让你在不知不觉中安全度过整个手术期。

　　麻醉医师用镇静药解除你对手术室陌生环境的恐惧和不安；用镇痛药阻断你在手术中及手术后的切口和病灶疼痛；用肌肉松弛药（简称"肌松药"）使躺在手术床上的你的手术部位肌肉松弛，以方便外科医师显露手术视野、顺利切除病灶；用麻醉机维持你因肌松药造成的无法自主呼吸，并根据手术状况随时调整呼吸参数；用监护仪随时监测你的生命体征，包括体温、脉搏、呼吸、血压、血氧饱和度、脑电信号等指标。这些都需要麻醉医师在术中实时监测并随时处理，以保证你手术期间的生命安全，从而使外科医师能全神贯注地切除病灶，不用分心处理病灶之外的事情。病灶切除完成后，手术医师就离开了，调整药物剂量、陪伴你苏醒的依然是麻醉医师。整个手术过程中，你只是静静地躺在手术床上"睡了一觉",而为生命保驾护航的重任完全落在了麻醉医师的肩上。现在,你还觉得手术只是由外科医师完成的吗?

（李　茜　撰稿；海克蓉　审核）

5 | 为什么说麻醉医师是"无影灯下的生命守护神"?

"穿着手术衣,戴口罩、帽子,给患者打一针,让患者睡一觉"。许多人对麻醉医师的工作有着这种固有的一般印象,即使在手术后患者也可能不认识他们的麻醉医师。事实上,麻醉远比想象的要复杂得多,麻醉医师堪称"无影灯下的生命守护神"。

麻醉学属于临床医学二级学科,是一门研究临床麻醉、生命功能调控、重症监测治疗和疼痛诊疗的学科。麻醉科属于一级临床科室,其工作内容涵盖临床麻醉、急救与复苏、重症监测和疼痛治疗等。麻醉医师与国内外所有内科、外科、妇产科、儿科等临床科室的医师一样,都是具有执业医师资格并从事临床工作的医师。麻醉医师在整个临床医疗系统中发挥着举足轻重的作用。

麻醉医师的职责是确保患者安全,与临床医师一起完成手术，为生命保驾护航。现代麻醉学的范围不再局限于手术室，还包括急、慢性疼痛诊治和门诊，以及临床特殊麻醉、重症监护室／加强监护病房（intensive care unit，ICU）内的治疗、心肺脑复苏、癌性疼痛治疗及血管痉挛疾病的治疗等。麻醉医师在手术室内和手术室外［院内抢救、日间病房、胃镜室、肠镜室、支气管镜室、人工流产手术室、产房、导尿室、超声室、计算机断层扫描（computerized tomography，CT）室、磁共振成像（magnetic resonance imaging，MRI）检查室、门诊、急诊、疼痛诊疗室、病房等］随处可见。虽然现代麻醉技术和完善的监护系统可保证正常患者在麻醉手术过程中的安全，但由于患者的个别特殊情况，以及每个人对麻醉药品的耐受性和反应不同，需要麻醉医师随时准备采取紧急措施，同时也增加了其需要承担的风险。

麻醉医师的工作内容覆盖术前、术中和术后，不仅要"陪你入睡"，更要"伴你醒来"。在确定手术后，麻醉医师会进行术前访视和必要的体格检查。手术开始，繁重的工作才刚刚开始，麻醉医师不能有丝毫松懈，必须时刻关注患者的生命体征变化（体温、脉搏、呼吸、血压、血氧饱和度等），并根据变化随时调整麻醉药品的种类和用药剂量，随时准备做出相应抢救措施，确保患者无痛"入睡"，保证患者用药期间的安全舒适。从理论上讲，在整个手术过程中，麻醉医师陪伴患者的时间最长。手术结束后，麻醉医师将患者送至麻醉恢复室，实时监测患者，直至其完全恢复清醒，生命体征平稳，再送回病房。

因此，麻醉医师需要具备多学科医师的专业能力和业务素质，他们的目标是让患者安全、舒适、无痛地度过围手术期并快速康复。他们是默默无闻的幕后工作者，是当之无愧的"无影灯下的生命守护神"。

（汪婷艳、卢海洋　撰稿；王保国　审核）

6 | 有哪些麻醉方式可以选择？

麻醉是指用药物或其他方法使患者整体或局部暂时失去感觉，以达到在进行手术或者侵入性操作等伤害性刺激时无知觉的目的。麻醉方式主要包括全身麻醉和局部麻醉。全身麻醉是将麻醉药通过吸入、静脉输注、肌内注射进入体内，使中枢神经系统受到抑制，从而使患者意识消失、感觉不到手术等伤害性刺激的麻醉方法。局部麻醉是利用局部麻醉药（如利多卡因），注射于神经根、干、丛或神经末梢周围，阻断其所支配区域的伤害性刺激（如疼痛）信号的传导，从而完成手术的麻醉方法。局部麻醉又可具体分为椎管内麻醉（包括硬膜外阻滞和蛛网膜下腔阻滞）、神经阻滞、区域阻滞、局部浸润麻醉和表面麻醉等。

（李军祥　撰稿；戴中亮　审核）

7 | 什么是全身麻醉？

　　局部麻醉药在使用时会产生局部范围内的麻醉效果，但人的意识可以保持清醒。全身麻醉药则与之不同，一旦使用，就会使人的意识丧失。全身麻醉药是在手术麻醉中最常使用的药物。通常根据给药方式不同，分为吸入全身麻醉药和静脉全身麻醉药；根据药物的不同作用方式，可分为镇静催眠药、神经安定镇痛药和肌松药。镇静催眠药的作用就是让患者在整个手术过程中处于平稳的睡眠状态，保证患者不会感知到手术刺激，并消除其恐惧感；神经安定镇痛药的作用则很好理解，手术本身也是一种创伤，会让人产生很强的痛觉信号和促炎性细胞因子，镇痛类药物的作用就是抑制痛觉信号的传导和促炎性细胞因子的释放，使患者的大脑感知不到疼痛，进而不会做出一些过激的应对疼痛信号的继发反应；肌松药主要是为了配合外科手术的需要，使全身肌肉处于松弛状态，给外科手术提供一个合适的手术视野，方便外科手术操作。这3类药物互相配合、相辅相成，最终有效地保障全身麻醉的需求。

（陈柯宇　撰稿；戴中亮　审核）

8 | 什么是基础麻醉和麻醉监护下镇静?

　　基础麻醉是在进入手术室实施麻醉之前，使用一定剂量的药物，保持患者睡着或处于安静状态的麻醉方式，主要用于不能配合的儿童和特殊患者，或者对手术和麻醉有恐惧心理的患者。基础麻醉的实施主要包括肌内注射、口服、吸入等相对柔和、易于接受的方式。随着临床麻醉药的不断研究更新，尤其是那些更适合儿童的口服和吸入麻醉药的广泛应用，为基础麻醉的实施提供了更加简单、方便的操作方式。无论是儿童患者还是成人患者，在给予基础麻醉后，均能有效缓解其术前的紧张焦虑情绪，这不仅为患者带来了福音，也为整个围手术期的麻醉管理创造了良好条件。最直观的体验就是进行基础麻醉后的儿童患者，在进入手术室后，不仅配合度明显良好，口鼻分泌物也明显减少，有效减少了麻醉过程中误吸和喉痉挛的发生风险。

　　麻醉监护下镇静也是麻醉方式之一，是指在监测患者的基本生命体征，如体温、脉搏、呼吸、血压、血氧饱和度的条件下，充分保障患者手术过程中的良好镇静和手术安全。麻醉监护下镇静的实施主要为静脉给药，其使用的药物种类比全身麻醉更少。由于不使用肌松药，患者能够保持自主呼吸，类似深度睡眠，不需要进行气管插管。这些都有利于做到手术过程中的无痛、无意识、无记忆，并保证患者术后快速恢复，减轻患者手术过程中的不适感，减轻手术操作带来的不良应激反应，最终减少麻醉并发症。然而，这种麻醉方式有一定的局限性，其仅适用于一些手术时间短、创伤小及体表的手术。

（陈柯宇　撰稿；戴中亮　审核）

9 | 什么是椎管内麻醉？

椎管内麻醉是将局部麻醉药注入椎管内的不同腔隙，以使脊神经所支配区域产生麻醉作用，主要包括蛛网膜下腔阻滞和硬膜外阻滞，后者还包括骶管阻滞。将局部麻醉药注入蛛网膜下腔，引起脊神经根阻滞称为蛛网膜下腔阻滞，又称脊髓麻醉（简称"脊麻"）；将局部麻醉药注入硬膜外腔，使脊神经根阻滞的方法称为硬膜外阻滞，又称硬膜外麻醉。

椎管内麻醉的应用广泛，适用于下腹部、下肢及会阴、肛门手术，其优势包括患者神志清醒、体表镇痛效果确切、肌肉松弛良好、临床费用低廉等；但其缺点也不可忽视，包括高位阻滞影响呼吸循环、内脏阻滞不完善、穿刺风险高等。

下述情况应禁用椎管内麻醉：①中枢神经系统疾病，如脑膜炎、脑肿瘤等；②穿刺部位存在感染或败血症；③心血管功能不全，如严重贫血、休克、心力衰竭、高血压、冠心病等；
④腹水或腹腔内巨大肿瘤；⑤凝血功能障碍；⑥患者无法配
合等。

椎管内麻醉常见并发症：①血压下降，常发生在麻醉平面
过高和术前准备不充分或一般情况较差的患者；②呼吸抑制，
胸段脊神经阻滞后，肋间肌麻痹，出现呼吸抑制；③头痛，蛛
网膜下腔穿刺后，脑脊液不断从穿刺孔漏入硬膜外腔，致使颅
内压下降，颅内血管扩张而引起血管性头痛；④尿潴留，肛门
或会阴部手术行骶神经麻醉后，膀胱功能恢复晚，影响排尿。

（何思梦　撰稿；戴中亮　审核）

10 | 什么是神经阻滞？

将局部麻醉药注射在神经干或神经干周围，可逆阻断其向
中枢和外周传导冲动的功能，使神经分布区域内感觉和运动功
能暂时消失的方法，称为神经阻滞。

神经阻滞具有其他麻醉方式所不具备的多种优点。与全身
麻醉相比，其血流动力学波动小、麻醉管理便利、有利于术后
镇痛、术后恢复快、可早期下床活动。与椎管内麻醉相比，其
效果确切、血流动力学稳定，无呼吸抑制、头痛、腰痛、尿潴
留等不良反应；此外，有利于术后镇痛、可早期下床活动等。

近年发现，神经阻滞也可联合部分微创技术对患者进行治疗，其中最具代表性的治疗方案是星状神经节阻滞，通过将局部麻醉药注射至颈交感神经节及其附近组织，阻滞支配头、颈、上肢、肺、心脏、气管等的交感神经，进而缓解患病位置的疼痛。除此之外，随着加速康复外科（enhanced recovery after surgery，ERAS）理念的推广，神经阻滞在围手术期的应用越来越广泛，全身麻醉复合特定区域神经阻滞，既可减少全身麻醉药用量，减轻全身麻醉相关不良反应，又可进行术后镇痛，加速术后康复进程。例如，腹腔镜肝切除术患者应用全身麻醉复合腹横肌平面阻滞（transversus abdominis plane block，TAPB）技术，将局部麻醉药物注射至腹内斜肌和腹横肌之间的筋膜平面内，阻滞支配第6胸髓感觉平面至第1腰髓感觉平面（$T_6 \sim L_1$）的神经，可起到对前腹壁皮肤、肌肉及壁腹膜的镇痛作用。

（何思梦　撰稿；孙　申、戴中亮　审核）

11 | 什么是局部麻醉药？

局部麻醉药的主要作用是阻断神经冲动的传导导致感觉消失，其临床应用非常广泛。例如，表面麻醉，作用于黏膜或破损的皮肤即可产生有效的麻醉作用，这也是人们最想完善的麻醉药品。人们迫切需要一种作用时间长、穿透性好、效果确切的局部麻醉药来解决一些常见的临床问题，如静脉穿刺痛、气管镜检查疼痛等。目前已有很多新的局部麻醉药合剂应用于临床。各种局部麻醉药均可用于浸润麻醉，即将局部麻醉药皮内注射或皮下注射后起效。局部麻醉药的作用靶点是神经，故将局部麻醉药注射到神经周围即可发挥麻醉效果。临床常用的局部麻醉方法包括周围神经阻滞（如臂丛神经阻滞）和中枢神经阻滞（如椎管内麻醉），以及整形外科医师常用的肿胀麻醉。在肿胀麻醉时，将大量局部麻醉药注射到脂肪层，不仅可起到麻醉的作用，还能软化脂肪，便于吸脂。

（陈柯宇　撰稿；卢海洋　审核）

12 | 什么是针刺麻醉？

提到针刺麻醉，大家可能会觉得陌生，但一提到针灸，大家一定耳熟能详，针灸这种传统中医的治疗手段常出现在我们的日常生活中。早在战国时期，人们就已经开始采用针灸来治疗一些疾病。神医扁鹊（公元前386年前后）曾用针砭治疗疼痛。《韩非子·喻老·扁鹊见蔡桓公》中有记载："疾在腠理，汤熨之所及也；在肌肤，针石之所及也；在肠胃，火齐之所及也；在骨髓，司命之所属，无奈何也。"其中"在肌肤，针石之所及也"指的就是疾病在肌肉之间，用针灸、砭石疗法就可以治好。随着针灸的发展，其可以治疗疾病的适应范围也逐渐扩大，举凡内、外、伤、妇、儿、五官、皮肤等各科的许多疾病，大部分都能应用针灸治疗。世界卫生组织（World Health Organization，WHO）也公开宣布，针灸对 43 种病症均有治疗效果。2006 年，由中国中医科学院申报，经国务院批准，针灸已经列入第一批国家级非物质文化遗产名录。

传统的针灸包括针法和灸法。针法是通过运用捻转和提插等针刺手法对人体穴位进行刺激，从而达到治疗疾病的目的。灸法是以预制的艾炷或艾草在体表一定的穴位上烧灼、熏熨，利用热刺激和药物作用以预防和治疗疾病。针刺麻醉主要是通过针法刺激穴位达到治疗疼痛的目的，由于其作用类似于现代医学的麻醉，故称为针刺麻醉。将针刺麻醉应用于外科手术是 20 世纪 50 年代我国特有的麻醉创新技术。1971 年 7 月，新华社首次向世界宣告这一成果，引起世界各国的瞩目。针刺麻醉探索了麻醉镇痛研究的新领域，极大地推动了人们在更广的范围内应用各种现代科学方法研究针刺镇痛和针刺麻醉的作用规律、作用原理，从而开辟了针灸研究的新领域，促进了针灸学、现代疼痛医学、神经生理学和现代麻醉学的发展。在其后的 40 余年中，针刺麻醉经历了由最初的普遍应用到有选择地应用，从单纯针刺代替药物麻醉到针刺与药物复合麻醉的发展历程，为麻醉学的发展提供了宝贵的经验和教训。

现代麻醉技术发明于 19 世纪初，其极大地推动了外科学的发展。然而，现代麻醉技术仍存在风险问题，对人体生理功能的干扰仍不可能完全避免。新的手术路径的探索更需要优良的麻醉管理、处理，并保证患者安全，使其平稳、迅速地康复。如麻醉处理不当或预后不良，轻则延迟患者的恢复、引起器官功能障碍和病理改变，重则危及患者生命。因此，寻找更符合生理功能状态的麻醉方法一直是临床麻醉学的重大课题，而针刺麻醉成为保证这些手术成功、顺利进行的有效手段之一。

（陈柯宇　撰稿；戴中亮　审核）

13 | 麻醉机和呼吸机有什么区别？家用呼吸机和制氧机有什么区别？

麻醉机和呼吸机是两种非常重要的医疗设备，常在手术室、急诊室、ICU等科室内使用。两者均能发挥支持患者生命体征的关键作用，但其机械构造、设备功能、使用场景、操作监测方式各不相同。

（1）麻醉机与呼吸机

1）相同点

A. 辅助呼吸：在呼吸功能的支持方面，麻醉机和呼吸机均能实现对患者的辅助呼吸，维持通气供应，避免通气不足。

从广泛意义上来说，麻醉机是呼吸机的一个"子集"，也就是说，麻醉机是一种特殊的呼吸机，是一种带有麻醉诱导和维持功能的呼吸机。

B. 参数控制：当患者处于无呼吸状态时，麻醉机和呼吸机均具有针对呼吸的控制功能。现在的麻醉机和呼吸机都能通过控制吸入氧浓度（fraction of inspired oxygen，FiO_2）、呼吸频率、潮气量、呼气末正压通气（positive end expiratory pressure，PEEP）、气道压、吸呼比、吸气时间等参数，满足不同场景下的患者通气需求。

C. 改善氧合：在患者处于缺氧的状态下，麻醉机和呼吸机均能改善患者的氧合状况，提高患者血液中的氧气含量，从而避免缺氧状态。

D. 驱动形式：麻醉机和呼吸机均可通过气、电的不同组合实现控制通气。这些控制通气的模式包括气动气控、气动电控、电动电控等多种模式。

2）不同点

A. 目标不同：麻醉机主要用于需要接受麻醉的场景。其通过传送吸入麻醉药让患者入睡，控制患者的意识和感觉，阻断疼痛感受，减少手术刺激的应激；同时监测患者的生命体征，如体温、脉搏、呼吸、血压等，从而有利于外科手术、有创检查和治疗的进行。在上述过程中，维持患者的呼吸，保证通气和氧合，其主要操作者是麻醉医师，其主要工作场所不仅在中心手术室内，还包括各类麻醉监护、介入治疗、内镜检查、无痛治疗等场所。呼吸机的主要目标是维持患者的呼吸功能，改善患者的呼吸状况，其操作者可以是内科医师、急诊科医师、重症科医师、呼吸科医师，部分外科管麻醉师也参与呼吸机的操作。除应用于手术室、急诊室、重症监护室等多个医疗场合外，在急救车上也能看到呼吸机的影子。

B. 用途不同：除麻醉诱导外，麻醉机主要用于手术麻醉及危重症患者的呼吸支持。由于其设计的特点，通常不建议用于长时间的呼吸支持。呼吸机则主要用于支持患者的呼吸功能，治疗呼吸系统疾病或帮助患者顺利度过手术后的恢复期，可用于较长时间的呼吸支持。

C. 类型不同：麻醉机按吸入方式可分为空气麻醉机、直流式和循环紧闭式麻醉机；呼吸机则有依靠气道压力、气体流速控制患者呼吸的控制模式和依靠被动膨胀的方法控制患者呼吸的自主通气模式 2 种类型。

D. 环路不同：麻醉机有开放式环路和闭合式环路 2 种，其中闭合式环路是现代麻醉机最常用的模式。在这种模式下，吸入麻醉药能被重复吸入，在减少麻醉药浪费的同时也减少了对环境的污染。呼吸机通常为开放式环路，气体从进气端进入患者体内，从呼气端呼出，气体不再重复使用。

E. 控制模式不同：麻醉机的控制模式主要是自主呼吸模式、手动控制模式和机器控制模式；呼吸机的控制模式主要是自主呼吸模式和机器控制模式，包括压力控制模式、容量控制模式、辅助呼吸模式等。

F. 气道加温、加湿方式不同：麻醉机主要通过人工鼻、加热水槽和吸入式湿化器等方式进行加温、加湿；呼吸机则采用加热湿化器的方式进行加温、加湿。

G. 有无吸入麻醉支持：麻醉机可为患者提供吸入麻醉药的全身麻醉支持，呼吸机则无此功能。

H. 有无CO_2吸附剂支持：由于麻醉机使用的是"重复吸入"的闭合式环路，需要CO_2吸收剂吸收环路中过多的CO_2，才能避免高碳酸血症；呼吸机的环路则决定了其不需要使用这种吸附剂。

简而言之，麻醉机主要用于麻醉和患者生命体征的监护，应称为"麻醉呼吸机"。实际上，呼吸机的种类繁多，多用于呼吸的支持和治疗（"治疗呼吸机"），通过辅助或控制人体吸气、呼气功能，完成呼吸过程，可替代或改善患者的呼吸，增加肺部通气，减少呼吸做功，改善呼吸功能，提高治疗效果。呼吸机有多种类型可以选择，包括定压型呼吸机、定容型呼吸机、新生儿专用呼吸机、高频机械通气呼吸机等，一般用于肺衰竭或气道阻塞不能正常呼吸者。

（2）家用呼吸机与制氧机

随着医疗技术的发展，功能完备、性能良好、价格适宜、携带方便的家庭无创呼吸机不断面市。呼吸系统疾病患者可在家中接受机械通气治疗，既减轻了医院压力，又节省了家庭开支。家用呼吸机主要分为2类：①用于改善鼾症；②用于辅助通气，缓解呼吸肌疲劳。呼吸机设计输出的气体是空气，而非纯氧，不能直接增加血液中的氧气含量和氧气储备。制氧机是一种安全便捷的、用于提取高浓度纯净氧气的仪器，它通过物理制氧，将空气压缩提纯制取氧气，经过净化处理后输送给患者，适用于呼吸系统疾病、心脑血管疾病及高原缺氧等患者，主要用于缓解低氧血症。

家用呼吸机与制氧机在功能、用途、工作原理、使用场景等方面均有所不同。

1）功能方面：家用呼吸机主要用于辅助呼吸；制氧机则主要用于供氧，提高血液的氧储备含量。

2）用途方面：家用呼吸机适用于有呼吸困难或需要辅助呼吸的患者，如睡眠呼吸暂停综合征、慢性阻塞性肺疾病（chronic obstructive pulmonary disease，COPD）等；制氧机则适用于额外需氧的患者，如慢性肺部疾病、肺纤维化、心脏大血管疾病等。

3）工作原理方面：家用呼吸机通过面罩、鼻罩或管道将氧气和空气混合物输送至气道；制氧机则通过压缩空气，利用物理吸附和解吸技术分离出高浓度的氧气。

4）使用场景方面：若患者无法自主呼吸，需要使用家用呼吸机；若患者可以自主呼吸，则可使用家用制氧机，缓解身体缺氧情况。必要时，需联合使用呼吸机和制氧机完成呼吸，并提供氧气。总而言之，呼吸机是解决患者通气功能的问题，制氧机则是解决患者血氧低的问题。

（张治明、韩琳琳　撰稿；戴中亮　审核）

14 什么是血流动力学监测？需要监测哪些指标？适合哪些患者？

（1）概念：血流动力学监测（hemodynamic monitoring）是指根据物理学定律，结合病理学、生理学概念，通过有创或无创的仪器对反映循环系统功能的各种压力、波形、心输出量、动脉血气、氧合等数据进行测量和分析，以判断人体循环功能状态变化，为临床诊断、治疗和预后评估提供可靠依据的一种专业方法。血流动力学监测的仪器较多，但无论哪种监测手段都是通过其反映的数值结果，运用到患者的干预和保护管理上。

（2）监测指标：血流动力学监测的各个指标是反映器官、血管、血液组织氧供、氧耗及代谢功能状态等方面的重要指标，可分为无创血流动力学监测指标和有创血流动力学监测指标。无创血流动力学监测指标包括无创血压、心率、心电图、血氧饱和度、呼吸、尿量、体温和超声心动描记，以及多普勒超声血流测定图监测等，主要通过对机体无机械损害的方法获得各种心血管功能参数，其特点为使用方便且无创。有创血流动力学监测指标包括有创血压、中心静脉压、右心房压、右心室压、肺动脉压、肺毛细血管楔压、连续心输出量监测等，是通过经体表插入各种导管或探头到心腔或血管内，直接测定心血管功能参数的方法，其特点为实时且准确。

（3）需要做血流动力学监测的患者：休克、呼吸心搏骤停、心肌梗死、心力衰竭、脑梗死、急性肺水肿、急性肺动脉栓塞、严重多发伤、多器官功能衰竭、重大手术、器官移植手术等急危重症患者均需要严密监测循环系统功能和机体的实时变化。

（海克蓉　撰稿；卢海洋　审核）

15 | 为什么要做经食管超声心动图检查？有哪些注意事项？

经食管超声心动图检查（transesophageal echocardiography，TEE）最初由 Franzin 医师于 1976 年提出，至 20 世纪 80 年代得以在临床广泛应用。TEE 是用经食管超声探头，经口置入被检查者的食管内，从被检者心脏后方向前扫描，近距离探查被检查者的心脏结构。TEE 可清晰显示心脏的三维图像，大大提高了经胸超声诊断的敏感度和可靠性；还可辅助判断患者在手术中的心功能状况，指导术中补液，给手术带来了极大帮助。与普通经胸心脏超声检查相比，TEE 能避免肥胖、肺部气体、胸廓畸形对心脏超声结果的干扰影响。因此，TEE

是非常有实用价值的超声检查。

TEE 的注意事项包括：①进行 TEE 前，要严格保持空腹状态，以保证检查的安全性，避免 TEE 引起呕吐，导致食物窒息。② TEE 后，至少 4h 内不能进食食物和饮水。这是因为 TEE 需要局部麻醉喉咙部位，而这种局部麻醉药的代谢需要一个过程，如果过早进食、饮水会引起吞咽困难，可能导致食物窒息。

（李　茜　撰稿；卢海洋　审核）

16 ｜ 什么是麻醉深度监测？如何看待全身麻醉手术中的麻醉深度监测？

长期以来，人类一直致力于对全身麻醉现象的观察和描述，以求解释全身麻醉的本质。随着麻醉学科的发展，麻醉深度的概念也在不断演变。在临床工作中，人们逐渐认识到麻醉深度监测的重要意义。

（1）麻醉深度的定义：经典的麻醉深度定义是由 Guedel 于 1937 年发表的乙醚麻醉分期提出的，其按以躯体肌肉张力、呼吸模式和眼征将乙醚麻醉划分为 4 期。但随着肌松药的使用，临床失去了判断麻醉深度的重要体征，包括呼吸频率、通气量和肌肉松弛程度。也有学者按照麻醉组成部分进行区分，提出麻醉深度的定义。1957 年，Woodbridge 将麻醉分为 4 个组成部分，即传入性感觉冲动被阻滞，传出性运动冲动被阻滞，呼吸、心血管或胃肠道反射被阻滞，精神阻滞、睡眠或意识消失。近年有学者指出，麻醉药抑制大脑皮质活动造成意识和记忆丧失，并阐述其与脑干网状组织的神经活性有关。还有学者从认知的角度提出 2 种程度的麻醉深度过浅（不足）：①对麻醉中事件形成记忆的外显记忆；②对听觉信息在大脑形成的内隐记忆，这可通过心理诱导的方法挖掘出来。

目前，普遍接受的观点是，全身麻醉过程中应使患者处于无意识状态，并且对伤害性刺激的反应降至最低程度。因此，麻醉深度监测应至少包括监测镇静、镇痛和神经内分泌反应三部分。如今，在使用麻醉性镇痛药、镇静催眠药和肌松药的复合麻醉时代，传统的麻醉深度监测方法是通过评价患者对外科手术刺激反应的变化，包括血压、心率、出汗、流泪、眼球运动及瞳孔对光反射等，但这些指标的特异性不强，影响因素多，且不同患者对手术和麻醉药的反应不同，缺乏准确性，难以反映真实的麻醉深度。同时，要确保患者完全处于无意识状态，既要避免术中知晓，又要防止麻醉药过量、降低医疗费用，使其及早苏醒和减少并发症，更加难以用传统方法进行监测。

（2）麻醉深度监测的应用和前景：20 世纪 90 年代以来，随着生物、物理和计算机技术的发展，一些针对脑电信号展开的监测大脑皮质和脑干活动的麻醉深度监测相继问世。多种麻醉深度监测指标也相继引入临床麻醉领域并逐渐成为适用于麻醉深度监测的重要方法，包括脑电双频指数（bispectral index，

BIS index）、听觉诱发电位指数（auditory evoked potential index，AEP index）、熵（entropy）、麻醉深度指数（cerebral state index，CSI）、复杂度和小波分析法（complexity and wavelet analysis）和脑电非线性分析（electroencephalogram nonlinear analysis）等。总体来说，各类监测都是以脑电图（electroencephalogram，EEG）信号分析为依托，只是设计的脑电信号采集、分析模块和数据分类、计算方法不同。

近年来，许多研究采用人工模拟的药代学靶控输注（target-controlled infusion，TCI）系统模型将麻醉深度监测指标与麻醉药血药浓度、清醒镇静评分（observer's assessment of alertness/sedation scale，OAA/S）、伤害性刺激反应及意识状态（仅局限于指令反应）进行了比较。结果显示，各监测指标与镇静程度之间均有良好的相关性，部分指标可较好地预测伤害性刺激对机体的不良影响，但仍未从根本上解决麻醉状态下的意识问题。

意识包括清醒程度和认知功能。在监测麻醉下意识是否消失时，不仅要以指令反应（呼之睁眼）消失为标准，还应确保麻醉中无记忆和术中知晓发生。术中使用麻醉深度监测有利于预防术中知晓，更利于患者远期预后，故建议在全身麻醉手术中进行麻醉深度监测。

国际上通用的关于全身麻醉下的术中知晓（针对外显记忆）的改良Brice术后调查问卷用语是通俗的5句话：① What is the last thing you remembered before you went to sleep？（入睡前你所记得的最后一件事是什么？）② What is the first thing you remembered when you woke up？（醒来时你所记得的第一件事是什么？）③ Can you remember anything between these two periods？（这两者间你还记得什么？）④ Did you dream during your operation？（手术中你做过梦吗？）⑤ What was the worst thing about your operation？（你对手术感觉最差的是什么？）

国外统计的全身麻醉下的术中知晓的发生率为0.1%～0.2%，在美国，每年会有约26 000例麻醉患者发生术中知晓。国内最大数据的调查研究显示，我国术中知晓的发生率高达0.4%，其中全凭静脉麻醉的术中知晓发生率最高（1.0%），是术中知晓的高危风险因素之一。

从单纯的脑电功率谱分析发展到脑电双频谱分析，进而发展到脑电非线性动力学分析，麻醉深度监测的发展成为近年最具潜力的麻醉监护方法，并取得可喜的研究成果。但不能否认的是，各种监测方法在临床上的应用仍存在诸多局限。由于存在对不同麻醉药品、不同麻醉方法的反应不同等缺点，目前，麻醉深度监测尚不能作为一种完善的技术而独立应用于临床麻醉中。

理想的麻醉深度监测指标应与麻醉药品（镇静、镇痛）的血药浓度变化、意识及镇静水平变化，以及伤害性刺激强度变化相关。要达到这样的目标，不仅需要进一步研究和完善用于麻醉深度监测的分析方法；同时还要利用多种相关的医学信号，以得到一个有特异性的或有针对性的较为全面的综合指标。因此，人们距得到理想的麻醉深度监测指标还很遥远，还需要大量研究来进一步证明各种麻醉深度监测在临床应用方面的有效性和可行性。

毫无疑问，麻醉深度监测作为一个相对客观的脑功能状态水平反馈指标给麻醉医师提供了一种监测麻醉深度的有效途径，但理想标准的获得还需要人们付出更大的努力。

（汪婷艳、卢海洋　撰稿；王保国　审核）

17 什么是神经电生理监测?

神经电生理监测是指应用各种神经电生理原理，通过电刺激运动神经形成神经冲动，并传导至其所支配的肌肉，使肌肉产生肌电信号，形成肌电图波形，并发出提示音，以协助判断神经功能状况的技术。在运用神经电生理技术的同时，也可了解神经传递过程中电生理信号的变化，辅助判断全身麻醉状态下的神经功能状态并检测神经系统功能。

神经电生理监测的常见项目包括躯体感觉诱发电位、运动神经诱发电位、脑干听觉诱发电位、肌电图和脑电图。由于电生理监测可实时显示感觉、运动、脑干的诱发电位等参数，协助医师实时、全面了解患者神经功能状态，为确保患者手术治疗过程中神经功能的完整，以及改善患者的生活质量提供有力的保障。目前，神经电生理监测可广泛应用于神经外科、骨科、头颈外科、妇科等相关科室的手术中，极大地提高了神经功能监测的精准评判，有利于高质量手术的开展。

（徐　瑾　撰稿；卢海洋　审核）

18 | 什么是体外循环？体外循环需要低温麻醉吗？

　　体外循环最初是应心脏手术的需求而产生的。其主要是利用一系列特殊人工装置将回心含氧量低的静脉血液引流到体外，通过一台特殊的机器——体外循环机（又称"人工心肺机"），代替人体的心肺功能，将引流到体外的血液进行氧合、气体交换和过滤，并调节温度等指标后，输回体内血液循环系统，发挥生命支持的重要作用。正是由于人工装置替代了人体心肺功能，体外循环又称"心肺转流"。在心肺转流情况下，能有效阻断心脏血流，避免心脏搏动对手术操作的影响，从而给外科医师提供良好的视野，方便其进行心内直视操作。

　　体外循环是一项复杂的工作，需要由通过专门的培训考核，取得相应资质的医学专业人士——体外循环灌注师进行运转和操作。包括完成管路建立，完善体外循环期间患者内环境的调节及生命体征监测等工作，最终保证患者在心脏手术期间的全身灌注和内环境稳定。现阶段，体外循环的应用范围不断扩展，不仅在心脏、肝、肺、肾等大血管手术中广泛应用，在肿瘤治疗、心肺衰竭患者的生命支持方面也取得令人瞩目的成绩，成为临床医学的一门重要技术。

体外循环需要进行低温麻醉。体外循环期间，需要体外循环灌注师、外科医师、麻醉医师共同合作。尽管心内直视手术时可用体外循环的方法暂时替代人体心脏的工作，但由于其局限性，体外循环供给全身的血流量无法达到自身循环的要求。一般来说，体外循环的血流量仅相当于自身循环血流量的 70% 左右，长时间的体外循环必定会造成组织缺血、缺氧，导致严重的并发症。当机体体温降低时，体内的新陈代谢率也相应降低，对氧气和食物的需要量也大大减少。实验证明，在一定的温度范围内，体温每降低 10℃，人体的氧消耗量约减少 50%。因此，进行体外循环时，使用低温麻醉技术可使人体的新陈代谢率降低，从而提高对缺氧的耐受能力；再配以体外循环辅助技术，更有利于外科医师进行心脏内的各种手术操作。

（戴中亮　撰稿；卢海洋　审核）

19 | 什么是中心静脉穿刺？

中心静脉穿刺是通过体表皮肤穿刺，将一定内径的特制输液导管留置在中心静脉腔内（锁骨下静脉、颈内静脉、股静脉），以利于各种生理学参数的监测，同时作为长期静脉输液途径的临床基本操作技术。中心静脉穿刺应用广泛，除在急救复苏、危重患者抢救、大型手术术中进行监测及输液治疗外，还可用于以下情况：①外周静脉穿刺困难的患者；②需要长期大量输液的患者；③胃肠外营养支持治疗；④需要使用化学治疗（简称化疗）药物、高渗性药物、刺激性药物的患者；⑤血液透析、血浆置换的患者；⑥器官移植患者。

中心静脉穿刺置管后，可为临床提供一个可靠的监测指标——中心静脉压。中心静脉压通过插入中心静脉导管直接测量右心房入口附近的上腔静脉或下腔静脉压力。压力正常值为$5\sim12cmH_2O$。在某种程度上，中心静脉压反映了患者在测量时的有效血容量、心脏功能和血管张力。持续测量中心静脉压的变化可动态了解患者血容量的变化，判断心脏对输液的耐受性，判断输液速度并调节容量治疗。因此，中心静脉压是临床医疗过程中的重要参考指标。

（徐　瑾　撰稿；卢海洋　审核）

20 | 什么是神经刺激仪？

神经刺激仪（nerve stimulator）一般指神经肌肉电刺激仪（neuromuscular electrical stimulation apparatus，NMES），

其通过设置一定的电流和频率，产生脉冲电流传送至电极末端，能有效刺激运动神经纤维，使神经支配区域的肌肉出现收缩和抽搐，帮助医师定位受到刺激的具体神经，进行相应的麻醉、治疗等操作。目前，NMES 最常用于神经阻滞定位，通过刺激器电流引起目标神经支配肌肉收缩来定位神经，使周围神经阻滞术有了客观指标，尤其对于肥胖或解剖标志不明显的患者来说，意义更大。应用 NMES 可提高定位的准确性，使麻醉阻滞效果更加确切，并发症的发生率显著降低，故在临床上得到了广泛应用。另外，NMES 在失用性肌萎缩患者中也能得到良好的治疗和缓解效果。这种刺激还能通过感觉神经纤维传入大脑中枢，使大脑发生可塑性变化，改善如抑郁等精神疾病。

（李　茜　撰稿；海克蓉　审核）

21 | 麻醉后患者还有意识吗？

麻醉后患者是否还有意识取决于采取的麻醉方式。如果为全身麻醉，在麻醉开始后患者的意识就会逐渐消失。全身麻醉开始于麻醉的"起飞"阶段，即全麻诱导期，一般给药数分钟内，患者的意识就会完全消失。在手术即将结束时，麻醉医师会逐渐减浅麻醉深度，当麻醉药物在患者体内被逐渐代谢和排出后，患者的意识就会逐渐恢复。如果不是采用全身麻醉，患者的意识通常是继续存在的，但如果患者想在手术过程中"睡觉"，那麻醉医师也可以适当使用镇静药物帮助患者"入睡"。

（何光庭　撰稿；海克蓉　审核）

22 | 麻醉后哪些患者需要进入麻醉恢复室？

麻醉诱导和麻醉复苏是围手术期最危险的过程，其中麻醉复苏期可因手术创伤、麻醉或疾病等因素的影响而产生多种并发症，接受麻醉后的患者通常不能直接离开手术室回到病房。因此，医院内需要设立麻醉恢复室（postanesthesia care unit，PACU），由麻醉科医务人员对麻醉后的患者进行集中严格监测和治疗，直至患者的生命体征恢复稳定。目前，PACU已成为各大医院的基本配置，其主要功能包括恢复麻醉患者的生命体征，及时发现并处理患者早期术后并发症，并作为患者进一步转出至普通病房或 ICU 的"中继站"。

那么麻醉后，哪些患者需要进入麻醉恢复室呢？在临床中，接受全身麻醉手术患者的苏醒过程需要逐步恢复感觉、运动功能，以及自主呼吸和气道反射，这一过程需要麻醉医师对患者进行严密的监护和管理，并评估其是否达到转出 PACU 的标准，故全身麻醉患者均需要进入 PACU。接受椎管内麻醉（蛛网膜下腔阻滞或硬膜外阻滞）的患者，若生命体征平稳，可由麻醉医师及护士直接送回病房；但如果患者术中出现麻醉平面过高，则需要进入PACU中，待麻醉平面下降后再送回病房。2021年中华医学会麻醉学分会发表的《麻醉后监测治疗专家共识》建议，所有接受过全身麻醉、区域麻醉或麻醉监护的患者，原则上均应接受适当的麻醉后监测治疗。因此，接受过全身麻醉、椎管内麻醉或局部麻醉患者均应进入PACU进行监测和管理，以保障患者生命安全；而部分椎管内麻醉或局部麻醉患者若生命体征平稳，则可在手术结束后由医护人员陪同返回病房。

（杜诗涵　撰稿；海克蓉　审核）

23 | 什么是麻醉后重症监护室？与重症监护室的区别是什么？

麻醉后重症监护室（anesthesia intensive care unit，AICU）是由麻醉医师主管，负责收治与手术、麻醉相关的危重症、延迟苏醒的患者，进行加强监测和生命支持的医疗单元。重症监护室（intensive care unit，ICU）是一个拥有先进生命支持、抢救设备，为重症患者提供全面、系统、高质量生命支持的临床科室。

年纪较大、麻醉恢复时间超过2h的患者，通常需要转到 AICU 进行监测管理。当患者完全苏醒，自主呼吸，肌力恢复，血压、心率、血氧较为平稳时，可从 AICU 转至普通病房。如果经过积极治疗后仍无法脱离呼吸机，循环不稳定甚至向更为严重情况转变，则考虑由 AICU 转入 ICU 继续监护。

一般情况下，患者术后的危险状况主要集中在手术后 24h。AICU 位置接近手术室及 ICU，麻醉医师根据患者术中、术后情况进行转诊。AICU 通过对外科手术患者术后实施生命体征监测、循环管理、气道管理、镇痛镇静、营养支持等。既能确保患者生命安全、促进快速康复，又可避免占用 ICU 的医疗资源，同时还能缩短患者住院时间，减少相关医疗费用。

（徐　谨　撰稿；海克蓉　审核）

第二章 麻醉与手术

24 | 什么是围手术期医学？为什么有的麻醉科更名为麻醉与围手术期医学科？

围手术期是专门针对需要外科手术相关疾病处理过程的一个专业词汇，又称手术全期。围手术期包括手术前期、手术中期和手术后期，这3个阶段中患者的疾病表现及心理、生理变化不尽相同，疾病的处理方法和技巧也各有不同，故应区分对待。

围手术期医学是一门以手术患者为中心，价值医疗为基础，体现多学科协作的围手术期管理学科。围手术期医学通过有效的临床管理路径，利用临床风险评分或生物标志物识别可能发生的高危患者人群严重不良事件（serious adverse event，SAE）的发生率和严重性，及早进行干预和围手术期器官保护，终极目标是促进患者术后高质量恢复。

围手术期医学以价值医疗为基础，充分考虑成本效益，突出了麻醉医师的管理能力和高危患者的最大获益，对复杂患者治疗方案的制定和资源管理也能进行个体化优化。整体上，通过合理利用可获得的资源，最大限度促进患者高质量的恢复，满足不同层次患者和疾病的个体化要求，减少术后SAE，降低术后复发率和死亡率。

随着人口结构老龄化问题日益突出、手术种类和数量的急剧增加，以及无痛诊疗技术应用范围的扩大，优化围手术期管理，实现患者诊疗过程的快速康复，成为麻醉学科思考的重点问题。2018年8月8日，国家七部委联合下发《关于印发加强和完善麻醉医疗服务意见的通知》（国卫医发〔2018〕21号），明确提出要加大麻醉学科的科室建设。麻醉业务包括麻醉门诊、临床麻醉、日间手术麻醉、内镜诊疗麻醉、麻醉重症监护室、小儿舒适化诊疗中心、手术后疼痛诊疗、手术室护理、麻醉护理等。在新的医疗单元的业务开展，以及新的医学模式临床实施的背景下，麻醉医师已经走出手术室，在门急诊疼痛治疗、无痛内镜、无痛人工流产术、分娩镇痛等领域发挥着举足轻重的作用。单纯的"麻醉科"已经不能概括麻醉医师的全新工作内容。

美国南卡罗来纳医科大学（Medical University of South Carolina）建立于1824年，该大学理事会于1995年8月11日批准麻醉与围手术期医学科建立，标志着麻醉和围手术期医学成为未来麻醉学科的发展方向。近年来，围手术期医学的发展是麻醉学科难得的发展机遇，国内许多医院也纷纷成立麻醉与围手术期医学科。麻醉与围手术期医学科将是集门诊、手术、康复、护理、ICU、科研、互联网等为一体的新型科室，麻醉医师也将从"幕后"走向"台前"，从围绕手术到贯穿全院诊疗；其临床实践从"大部分局限在手术室内"扩展到包括"急性疼痛治疗""术前评估和术后监护治疗""重症监护治疗""危重患者抢救""急、慢性疼痛治疗""睡眠治疗"和"姑息性治疗"在内的围手术期医疗范畴；其承担术前评估和治疗、术中管理、术后镇痛、危重患者抢救、重症监测、姑息性治疗等重任，为患者提供全方位、全周期的无痛、舒适化诊疗和更加优质的健康服务。

（卢海洋　撰稿；海克蓉　审核）

25 │ 什么是日间手术？哪些手术属于日间手术？

20 世纪初，英国小儿外科医师 James Nicholl 最早提出了日间手术（day surgery）的概念。1995 年，澳大利亚、比利时、英国和美国等 12 个国家联合发起组建了国际日间手术学会（International Association for Ambulatory Surgery，IAAS），其宗旨是促进世界范围内高质量日间手术的发展和成长。我国于 2012 年 3 月，按照"求实、平等、互惠、合作"的原则，由卫生部卫生发展研究中心牵头组织成立了中国日间手术合作联盟（China Ambulatory Surgery Alliance，CASA），并于 2013 年 5 月正式加入 IAAS。

日间手术又称非住院手术（ambulatory surgery），指在一个工作日（24h）内安排住院、手术、术后观察、恢复和出院的手术，不包括诊所或医院开展的门诊手术。1998 年 2 月，首都医科大学附属北京朝阳医院做了国内第 1 例腹股沟疝无张力疝修补日间手术。在 CASA 的积极推动和规范化引导下，中国越来越多的医疗机构接触、了解并开始实施日间手术，这极大地减少了手术患者的治疗费用，缩短了住院时间，提高了患者的满意度，并促进了患者快速康复。

快速康复的治疗理念也对日间医疗提出了更高要求。日间手术通常针对年轻、身体健康、无合并严重心肺疾病的患者。在进行日间手术前，所有检查均在门诊进行，包括血液化验、心电图、胸部 X 线片、肺功能及麻醉、手术评估。日间手术执行严格的麻醉评估和术后恢复制度，以确保患者的医疗安全。麻醉方法通常选用快速、短效的麻醉药物或采用椎管内麻醉、局部区域阻滞。手术多涉及体腔、骨、关节和神经。

通常情况下，内镜手术、微创手术、介入手术等均适合日间手术。2012 年颁布的《全国医疗服务价格项目规范》推荐了 56 种适宜的日间手术，包括甲状腺切除术、腹股沟疝修补术、腹腔镜阑尾切除术、结肠息肉切除术、眼耳鼻咽喉科手术、泌尿系统碎石取石术、乳腺肿物切除术、尺骨内固定术、肛肠手术等。

（陈　淼、李　丽　撰稿；海克蓉、卢海洋　审核）

26 | 手术患者在麻醉前应做哪些准备？

手术麻醉前，患者应做如下准备。

（1）麻醉访视：术前 1 天，麻醉医师会到病房访视，患者需告知其病史、过敏史及需要关注的特殊问题。麻醉医师会根据患者的具体情况确定麻醉方式并签署知情同意书。

（2）常规准备：患者应配合病房护士做手术区域的皮肤准备（备皮）、肠道准备、抗生素皮试、备血、采血检查等；应做好个人卫生，注意保暖，预防感冒；不要佩戴任何饰品，贵重物品要交予家属妥善保存；术前尽量排空大小便。

（3）禁食、禁水：患者应按照医师要求，保证禁食、禁水的时间。在此期间，饮料和水果等也不能吃。因为在麻醉过程中患者有可能因呕吐引起误吸导致吸入性肺炎，甚至危及生命。

（4）戒烟、戒酒：术前一定时间内必须戒烟、戒酒。因为吸烟、饮酒对多个器官系统均有不利影响。吸烟使肺内分泌物增加，导致肺部感染的发生率增高；饮酒则影响麻醉药物的代谢。

（5）是否"停药"：如患者有常规服用的药物，应向医师咨询是否需要停药。对于必须服用的药物，服用方法为"尽可能饮一口白开水吞服"。

此外，为患者实施手术的医护人员均为经过培训考核的专业医学工作者，手术负责人是该领域的专家，术中麻醉药也可根据情况追加，故患者不必担心术中疼痛。同时，会安排家属在手术等候区域休息。

（刘训俭　撰稿；卢海洋　审核）

27 | 手术前麻醉医师来看我，我需要如实告知病情吗？

手术前，麻醉医师会去看望患者，即进行术前访视，这对了解患者病情是非常必要的。术前访视分 2 种情况：①择期手术的术前访视，麻醉医师会在手术前 1 天或前几天到患者床边进行；②急诊手术的术前访视，因情况紧急，大多在手术室外进行。无论是哪种形式的术前访视，患者及家属都要将患者自身的病情如实告知麻醉医师，这事关手术患者的麻醉用药选择，与患者的生命安全密切相关。例如，手术之前什么时候开始禁食、禁饮的，平时有无高血压、糖尿病、冠心病等基础疾病，平时服用了哪些药物，对什么东西有过敏反应等，这些都要如实告知麻醉医师。这些情况可让麻醉医师及时、准确地判断手术时对其采用何种麻醉方式，配伍哪些麻醉药物，避免使用哪些药物，术中针对某些患者要格外注意监测某些生命体征等。总之，为了平稳、安全地度过围手术期，患者有任何情况都应及时告知麻醉医师。

（李　茜　撰稿；戴中亮　审核）

28 对某些食物或药物过敏需要告诉麻醉医师吗？

过敏通常发生在有过敏体质的人群中。一般来说，过敏反应是已产生免疫的机体在再次接受相同抗原刺激时，所发生的组织损伤或功能紊乱的反应。其特点是发作迅速、反应强烈、消退较快，一般不会破坏组织细胞，也不会引起严重的组织损伤，且有明显的遗传倾向（遗传因素引起的先天免疫功能异常）和个体差异。对于过敏体质人群来说，预防大于治疗，应从生活饮食各方面来做好预防，多进行体育锻炼，增强身体抵抗力。

术前麻醉医师可能会问患者是否对某些药物或食物过敏。有些人可能会对此产生疑问，麻醉医师为什么会关心自己有没有过敏呢？这是因为，通常来说，对食物、药物过敏，有变应性鼻炎或支气管哮喘的患者，特别是对多种药物有过敏史的患者，在手术麻醉过程中也容易发生过敏反应。由于麻醉过程通常需要在短时间内使用多种药物，任何药物的使用都可能使机体发生过敏反应。因此，不管是在术前还是术中，麻醉医师都特别关注过敏的问题。

如果患者曾发生过过敏反应，特别是以前做手术时发生过过敏反应，一定要及时告知麻醉医师，麻醉医师会做好预防措施，并尽量避免使用同种类或相似的麻醉药物；若必须使用，则会预先进行脱敏治疗。

总之，有过敏史的患者，在麻醉前请务必主动、详尽地告知麻醉医师。

（程　丹　撰稿；卢海洋　审核）

29 | 什么是困难气道？影响麻醉吗？

无论采取哪种麻醉方式，对于麻醉医师来说，患者围手术期的气道情况均需要特别关注。因为麻醉期间，患者的呼吸可能会受到麻醉药物的影响，尤其是全身麻醉的情况下。因此，麻醉前对气道进行评估对麻醉医师来说必不可少。有气道问题的患者需要在麻醉前戒烟，并进行深呼吸练习。配合麻醉医师的询问和检查，千万不要故意隐瞒相关的病史。

困难气道是指在面罩通气、气管插管或其他声门上气道工具使用时可能遇到困难，需要紧急建立外科气道的情况。麻醉医师在术前访视时会常规进行气道的评估。如经过评估后认为患者存在困难气道的可能，为保障手术和麻醉的顺利进行，需要根据手术方式来更改麻醉方式，尽量避免进行全身麻醉。如果无法避免，麻醉医师会向患者及其家属交代相应的风险和需要配合的事项，提前制订详细的麻醉计划以尽量确保患者的气道安全。

（何光庭　撰稿；戴中亮　审核）

30 | 输血同意书中提到的"术中输血"指的是什么？

　　血液的基本功能是维持组织氧供，以及维护机体止血、凝血功能。输血是指将血液或血液的某种成分通过静脉输注的方式输给患者的一种治疗方式，以补充血容量或增加血浆蛋白等成分的含量，达到维持循环稳定、改善贫血、增加携氧能力、提高血浆蛋白、增加胶体渗透压、维持凝血功能正常的目的。术中输血是指在手术治疗过程中发生大量失血、凝血功能异常，或者患者自身使用抗凝药，为保证手术创面止血，避免发生术野或其他重要器官的出血，维持患者循环功能而进行的输血。

　　（1）术中输血的原则

　　1）紧急复苏：晶体液 20～30ml/kg 或胶体液 10～20ml/kg

加温后 5min 内快速输注，根据输液效果决定进一步如何输血。

2）"先晶后胶"：晶体液用量至少为失血量的 3 倍；失血量＞30% 血容量时，可考虑应用胶体液，晶胶比通常为 3 : 1。

3）红细胞输注：扩容恢复心输出量和组织血流灌注后，如果患者较年轻且心肺功能良好，未必都要进行输血。有明显贫血症状时，可通过输注红细胞以纠正组织缺氧。

（2）输血种类的选择

1）悬浮红细胞：用于需要提高血液携氧能力，血容量基本正常或低血容量已被纠正的患者。低血容量患者可应用晶体液或胶体液，并配合输血。具体应用情况如下。①血红蛋白＞100g/L，可以不输血；②血红蛋白＜70g/L，应考虑输血；③血红蛋白为 70～100g/L，是否输血应根据患者的贫血程度、心肺代偿功能、代谢情况及年龄等因素决定。

2）血小板：用于患者血小板数量减少或功能异常伴有出血倾向的表现。具体应用情况如下。①血小板计数＞100×10^9/L，可以不输注；②血小板计数＜50×10^9/L，应考虑输注；③血小板计数为（50～100）$\times 10^9$/L，应根据是否有自发性出血或伤口渗血决定是否输注；④如术中出现不可控制的渗血，确定血小板功能低下，输血小板不受上述限制。

3）新鲜冰冻血浆（fresh frozen plasma，FFP）：用于凝血因子缺乏的患者。具体应用情况如下。①凝血酶原时间（prothrombin time，PT）或活化部分凝血活酶时间（activated partial thromboplastin，APTT）＞正常值的 1.5 倍，创面弥漫性渗血者，可进行输注；②患者急性大出血输入大量库存全血或悬浮红细胞后（出血量或输血量相当于患者自身血容量），可进行输注；③病史或临床过程表现为先天性或获得性凝血功能障碍者，可进行输注。

4）全血：用于急性大量血液丢失可能出现低血容量性休克的患者；或者患者存在持续活动性出血，估计失血量超过自身血容量的30%。如回输自体全血则不受本指征限制，根据患者血容量决定即可。

（徐　瑾　撰稿；海克蓉　审核）

31 | 麻醉前为什么"不让吃饭、不让喝水"？

针对外科手术病房常见的麻醉前禁食、禁饮的要求，患者及其家属常会感到疑惑和难以理解，"为什么术前不让吃饭和喝水呢？""既然不让吃饭和喝水，那我吃水果、喝牛奶行吗？""我做的是下肢静脉曲张手术，又不是肠道手术，为什么不让吃饭和喝水呢？"这些疑惑常常会加重患者的心理焦虑。但值得注意的是，麻醉医师的每一条医嘱都是结合多年临床实践经验为患者生命安全考虑而制定的。

胃肠道手术的麻醉前禁食、禁饮很容易理解，因为肠道中积蓄的食物会刺激肠道蠕动和消化液分泌，增加手术过程中腹部和盆腔的食物和消化液引起的物理化学性损伤；同时，患病期间肠道菌群失调，手术会增加菌群移位的可能，从而诱发肠源性脓毒症，甚至导致全身多器官功能障碍。

非胃肠道手术，如下肢骨折、静脉曲张、皮肤囊肿等，为什么也要禁食、禁饮呢？这是因为，尽管非胃肠道手术不涉及胃肠道部分的直接操作，但手术期间的患者是具有完整生理功能的独立个体，需要关注所有危及患者生命安全的不良风险。在全身麻醉或深度镇静时，患者的保护性呛咳及吞咽反射会减弱或消失，极易引起反流误吸，增加术后并发症的发生风险。术前禁食、禁饮是为了预防全身麻醉期间患者胃内容物过多导致的反流误吸。一旦发生反流误吸，轻者会引起急性肺损伤、氧合不良；严重者可导致重症肺炎、窒息，甚至死亡。此外，吃水果、喝牛奶与吃饭、喝水相似，都会增加胃内容物，引起反流误吸。因此，禁食、禁饮不仅限于饭菜和水，还包括水果、牛奶、饮料等各种食品。

2014 年，中华医学会麻醉学分会发表的《成人与小儿手术麻醉前禁食指南》中建议的禁食时间分别为：清饮料 2h，母乳 4h，牛奶和配方奶 6h，奶、淀粉类固体食物 6h，脂肪类固体食物 8h。2017 年，美国麻醉医师学会（American Society of Anesthesiologists，ASA）发布《健康患者择期手术前禁食及降低误吸风险的药物使用实践指南》明确提出了择期手术患者术前恰当的禁食和禁饮时间，以充分保障患者围麻醉期的安全性。

不适当的禁食、禁饮时间可能反而增加患者口渴、饥饿等不适感，甚至发生低血糖或脱水。2023年3月，ASA更新的术前禁食指南提出，健康成人在需要全身麻醉、区域麻醉或程序性镇静的择期手术前2h可饮用含碳水化合物的清液（糖水或果汁）。

随着科学的进步和技术的发展，麻醉前禁食、禁饮的内涵和要求也发生了巨大变化，或许多年后便不会出现麻醉前"不让吃饭和喝水"的情况。但针对现行的中国医疗实际，患者还是应积极配合，遵从医嘱，及时治疗。

（熊　伟　撰稿；戴中亮　审核）

32 | 为什么麻醉医师会叫停手术？

一些特殊情况下，麻醉医师可能会叫停手术，具体情况如下。

（1）患者因素

1）患者术前准备不充分，身体各方面功能并非近期最佳，甚至可能因为感冒、恐惧或其他原因导致身体条件变得更差。

2）常规药物忘记服用，或者服用了一些可能对麻醉和手术产生重大影响的药物。

3）需要禁食的手术，禁食时间明显不够。

4）患者情绪波动，无法完成手术配合。

（2）麻醉因素

1）患者拒绝相应的麻醉方式，而其他麻醉方式无法完成手术。

2）麻醉相关设备缺乏、功能不良或其他因素影响，可能引起较大风险。

3）麻醉诱导后，出现意料之外的并发症，预计不能耐受手术。

4）通过检查，发现存在之前未诊断清楚的疾病或者尚未控制的病情。

（3）手术因素

1）患者病情有所变化，手术方式需要改变或手术条件需要重新准备。

2）手术人员改变，主要手术者因为身体、资质、体力等原因，可能无法完成手术。

3）手术所需的设备短时间内无法获取。

（4）安全风险因素：手术过程中出现了危及生命的严重并发症或意外，如出血过多、心搏骤停等，麻醉医师认为继续手术存在无法控制的安全风险，这时他们会考虑暂停手术以保护患者的生命安全。

另外，麻醉医师也可能会为了保护自己的安全而叫停手术，例如，手术过程中出现无法控制的暴力行为或危险情况（如发现传染性疾病等）。在这种情况下，麻醉医师可能需要叫停手术以防止暴力事件危及自身安全，或者避免被感染。此外，如果手术过程中出现了医疗纠纷或相关法律问题，麻醉医师也可能选择叫停手术，以保护各方利益。

（张治明　撰稿；戴中亮　审核）

33 | 手术当天哪些常用药物需要停止服用？

为保障患者围手术期的安全，提高患者在术中对麻醉药品、手术创伤和应激的耐受力，部分药物需要在手术当天，甚至术前1周停止服用（表1）。

表1　手术当天及术前停药列表

<table>
<tr><td rowspan="11">心血管系统用药</td><td rowspan="6">抗高血压药</td><td>β受体阻断药</td><td>美托洛尔、比索洛尔、索他洛尔等</td></tr>
<tr><td>ACEI和ARB</td><td>卡托普利、依那普利、氯沙坦、缬沙坦、厄贝沙坦等</td></tr>
<tr><td>钙通道阻滞药</td><td>二羟吡啶类（硝苯地平、尼卡地平）、非二羟吡啶类（地尔硫䓬、维拉帕米）等</td></tr>
<tr><td>硝酸酯类</td><td>硝酸甘油、异山梨酯等</td></tr>
<tr><td>利尿药</td><td>呋塞米、氢氯噻嗪、螺内酯等</td></tr>
<tr><td>复方制剂</td><td>复方利血平、利血平等（术前停药1周，改用其他药物）</td></tr>
<tr><td colspan="2">抗心律失常药</td><td>地高辛、β受体阻断药、奎尼丁、胺碘酮等</td></tr>
<tr><td colspan="2">抗血小板药</td><td>阿司匹林和氯吡格雷（术前停用1周）</td></tr>
<tr><td colspan="2">抗凝血药</td><td>华法林、香豆素、利伐沙班（术前至少停用5天）、肝素、低分子量肝素（术前至少停用12h）</td></tr>
<tr><td colspan="2">他汀类药物</td><td>阿托伐他汀、辛伐他汀、普伐他汀等</td></tr>
<tr><td colspan="2">降甘油三酯药</td><td>贝特类、烟酸等</td></tr>
</table>

中枢神经系统用药	抗癫痫药	苯妥英钠、卡马西平等
	抗抑郁药	丙米嗪、舍曲林、氟西汀等
	抗焦虑药	地西泮、劳拉西泮等
	抗精神病药	氟哌啶醇、利培酮、奥氮平等
	单胺氧化酶抑制药	苯乙肼、溴法罗明、托洛沙酮、异卡波肼、苯环丙胺等（术前至少停用2周）
呼吸系统用药	平喘药	类茶碱、吸入用激素、异丙托溴铵、沙丁胺醇等
	止咳祛痰药	复方甘草口服液、复方可待因、氨溴索等
	肺动脉高压用药	西地那非、前列环素等
消化系统用药	抑酸、抗反流用药	雷尼替丁、奥美拉唑等
	止吐药	格拉司琼、昂丹司琼、甲氧氯普胺等
内分泌系统用药	口服降糖药	二甲双胍、吡格列酮、格列本脲、罗格列酮等
	胰岛素	精蛋白锌胰岛素
	甲状腺激素类药物	甲状腺素钠片、甲状腺片、丙硫氧嘧啶等
泌尿系统用药	肾脏用药	骨化三醇、阿法骨化醇、肾脏维生素、铁、促红细胞生成素等
	前列腺用药	特拉唑嗪、坦索罗辛等
激素类用药	激素类药	泼尼松、甲泼尼龙、孕酮、雌二醇等
	口服避孕药	可服用至当日术前
中草药类		术前至少停用1周
镇痛药	阿片类镇痛药	曲马多、盐酸羟考酮、对乙酰氨基酚胶囊、美沙酮等；丁丙诺（术前至少停用5天）
	非甾体抗炎药	布洛芬、萘普生等（术前至少停用5天）
维生素类		非处方类维生素，除含有维生素E的制剂外，术前停药1周

注：ACEI. 血管紧张素转换酶抑制药；ARB. 血管紧张素Ⅱ受体阻滞药。

（赵　鹏　撰稿；卢海洋　审核）

34 | 手术室的床为什么那么窄？难道不怕患者掉下来吗？

曾有这样一个案例，一位产妇因不满手术床太窄，在剖宫产手术后投诉了麻醉科。这听起来似乎不算什么大事，但对麻醉科的医护人员来说，多少有些委屈和无奈。手术床的尺寸都是符合国际标准的，并非由麻醉医师或者护士决定。也许有人会说，为什么不能把手术床做得宽一点呢？但您想想看，如果手术床很宽，医师们在做手术时，可能需要使劲伸胳膊来操作，甚至可能伸直胳膊也无法触碰到手术部位，更别提做手术了。手术床窄，一是为使手术医师及助手离患者更近一点，手术操作更加方便、省力；二是手术视野显露得更加精准和完全，以确保手术安全、顺利地进行。

埃及博物馆一楼大厅摆放着一张花岗岩雕刻的手术台，长1.86m，宽0.62m。这张手术台约出现在公元前 2600 年，是历史上最早的手术台。据记载，早期发明的手术台是用于制作"木乃伊"的，后来才逐渐用于外科疾病的治疗。其实，全世界手术床的规格通常相差无几，长约 2m，宽约 0.52m。早期的手术床多为手动操作，后来被电动推杆技术替代；现代手术基本采用电动液压传动技术的多功能智能电动床。新的技术更加符合人体工程力学设计，操作简单，坚固耐用。除运行功能稳定，承重、寿命均有提高外，其分类和型号也更加细化，如骨科手术床、脊柱手术床、牵引手术床等。这些床不仅有记忆海绵床垫，承重可超过 350kg；有的还分为 4～5 个段，方便患者摆出合适的体位；有的改进为全碳纤维材料，影像透视效果大大提高。

在担心患者"是否会掉下去"方面，术中为了医疗安全，手术室护士通常会告知患者不要随意翻动和改变体位，并在手术期间给予必要的束缚，以免发生坠床等不良事件。此外，手术床是金属框架，跟家用电器一样，是需要接电源的、可充电的医疗电器设备，必须注意用电安全。相关人员通常会在每天工作开始前的术间准备时间把手术床充满电，而在使用时拔下电源，以防止术中触电、漏电等恶性事件的发生。

（王恩杰　撰稿；海克蓉　审核）

35 ｜ 什么是血氧饱和度监测？

临床常用的指端脉搏血氧饱和度（pulse oxygen saturation, SpO_2）监测设备是一种小巧的、带导线的、指套式夹子，可以夹在指端，测量 SpO_2，即我们常说的血氧饱和度监测。其基本原理就是用电光传感器测量 SpO_2，具体为利用红外线作为射入光源，测量组织的光传导强度，计算血红蛋白的浓度和 SpO_2。其历史可追溯到 1940 年，Millikan 研制了前额无创伤测量动脉 SpO_2 的探索装置。此前，他因油滴实验和验证光电效应获得 1923 年诺贝尔物理学奖。有趣的是，Millikan 之前并不相信光电效应，想要亲自做实验来推翻它，但随着实验的进展，竟意外地证明了光电效应的正确性。

光学体积描记（photoplethysmography，PPG）是一种利用光电手段检测活体组织血容积变化的无创检测方法。当一定波长的光束照射到指尖皮肤表面时，光束通过透射或反射传输到光电接收器，由于指尖皮肤、肌肉和血液的吸收和衰减，探测器检测到的光强会减弱；皮肤、肌肉和其他组织对光的吸收将在整个血液循环中保持不变，而皮肤中的血容量在心脏的作用下发生脉动变化；心脏收缩时，外周血容量最多，光吸收最大，检测到的光强度最小，舒张时则相反。1983 年，日本学者 Yoshiya 等首次利用人体血液中氧合血红蛋白和还原血红蛋白对 660nm 红光和 940nm 红外光的不同波长光吸收峰值不同的特点，用 PPG 测出血液中的吸收峰值，实现 SpO_2 无创检测。其将光学无创原理与光电代脉搏波的特性结合，开创了指端测量 SpO_2 的先河，从而进入工业生产和临床实践应用。

指端 SpO_2 监测属于无创伤的血氧饱和度监测，主要是在手指末端、足趾、耳垂等毛细血管丰富的部位采集数据。监测探头一侧由并列的 2 个二极管组成，分别发出 660nm 红光和 940nm 红外光；另一侧的光电检测器将光信号转化成电信号，并在监测仪的模块中通过软件分析氧合血红蛋白和还原血红蛋白含量，得出两者比例，在屏幕上显示数值，即为 SpO_2。

在麻醉科、重症医学科、呼吸科、心血管科中，SpO_2 均为重要监测的指标之一，氧分子通过肺泡组织进入肺内血管，与血红蛋白结合后进行运输，释放到组织中。SpO_2 可连续监测和估计氧合情况，快速提供数据信息，指导临床调整氧疗，避免脑、肺、眼的损伤。

（卢海洋、李　丽　撰稿；李　茜　审核）

36 | 肥胖患者的麻醉风险更高吗？

肥胖（obesity）是由环境、遗传及内分泌等因素引起的以脂肪异常累积为特征的代谢性疾病。其与高血压、2 型糖尿病、高脂血症、心血管疾病和某些恶性肿瘤的发生、发展密切相关，已成为全球关注的公共卫生问题，也是导致人类死亡的重要原因。2014 年的一项大规模研究显示，全球超重和肥胖人口从 1980 年的 8.57 亿激增至 2013 年的 21 亿，我国超重和肥胖人口数量居世界第二位，约有 6200 万人。

临床和流行病学调查发现，体重指数（body mass index, BMI）是评估患者体质状态最常用的，也是目前公认的最简便、相关性较好的肥胖衡量指标。

BMI 的计算方法是：BMI（kg/m^2）＝体重（kg）/［身高（m^2）］。根据 WHO 分类标准，可将人群分为：低体重，BMI＜$18.5kg/m^2$；正常体重，BMI 为 $18.5\sim24.9kg/m^2$；超重，BMI 为 $25\sim29.9kg/m^2$；肥胖，BMI 为 $30\sim40kg/m^2$；病态肥胖，BMI≥$40kg/m^2$。一般认为，超过标准体重的 20% 即为肥胖。

肥胖人群中糖尿病、高血压和心血管疾病的发病率较高，其在麻醉期间容易出现面罩通气困难和气管插管困难。肥胖患者自身就有体内残余气体量减少、耗氧量和 CO_2 产生量增加、通气/血流比值失衡、肺泡通气不足和阻塞性睡眠呼吸暂停等风险，与相对正常人群相比，肥胖患者麻醉期间可能更易出现缺氧、通气困难，甚至窒息。肥胖引起的腹内压力增高可导致膈疝和反流误吸。反流的胃液 pH 较低，容易引起化学性损伤危害。对于肥胖患者，医师在术前麻醉访视时会问其有无不能平躺、端坐呼吸，睡眠体位有无特殊，有无胸痛和晕厥病史。常规应用心电图和心脏超声排查心律失常、心肌肥厚、肺动脉高压等病情。

肥胖患者的麻醉需要由经验丰富的麻醉医师操作，按照困难气道准备。除常规仪器设备外，特殊准备还包括体位架、特殊手术床、大号血压计、长穿刺针、防压疮装置等。许多麻醉药物和常用药物在肥胖患者体内的药代动力学可能发生改变，需要个体化应用。术后应常规预防血栓。研究发现，深静脉血栓形成是肥胖患者围手术期的高危并发症，其预防策略包括术后早期活动，以及使用间歇充气压力泵和弹力袜等。肥胖患者的区域麻醉若实施顺利，麻醉管理会变得简单和顺利许多。但由于患者体型原因，进行区域麻醉通常较为困难，不易成功。

（王恩杰　撰稿；卢海洋　审核）

37 | 老年患者的麻醉用药跟年轻患者一样吗？

老年患者的麻醉用药跟年轻患者不太一样。

随着年龄的增长，老年患者通常会合并多种疾病，需要手术和麻醉的概率更高。有统计报道，50% 的 65 岁以上老年人至少经历 1 次手术治疗。老年患者身体功能逐渐老化和衰退，这些改变会明显影响麻醉。简言之，老年患者对麻醉药比年轻患者更为敏感，同样剂量的麻醉药对老年患者来说作用更强。

在进行麻醉前，麻醉医师通常会更加细致地进行老年患者的麻醉评估，制定合适的麻醉方案，选择更为合适的麻醉药，使用更为完善的麻醉监测设备。麻醉医师通常会根据患者年龄和合并疾病，选择起效快、作用时间短的麻醉药，并且从小剂量开始精准给药。总体来说，针对老年患者的麻醉用药原则是选择不影响大脑、肝、肾、心脏这些脏器功能的药物。另外，如果可以选择，尽量在局部麻醉下手术，避免全身麻醉。

正是有了麻醉医师的保驾护航和精心守护，高龄甚至超高龄患者也可以安全、顺利地完成手术。

（程　丹　撰稿；卢海洋　审核）

38 | 烧伤患者的麻醉需要注意什么？

烧伤是生活中常见的意外伤害。据统计，每年因意外伤害而死亡的人群中，烧伤排在第 2 位，仅次于交通事故，而且在交通事故伤害中也有大量伤员合并烧伤。我国每年约有 2600 万人发生不同程度的烧烫伤，约占总人口的 2%，而烧伤的年发病率为 1.5%～2.0%，其中约 5.0% 的烧伤患者需要住院治疗。我国烧伤手术患者的平均住院费用超过 7 万元 / 人，严重烧伤患者的治疗费用可高达数百万，儿童烧伤的风险更大。我国每年约有 800 万名儿童发生不同程度的烧伤，其中 0～12 岁儿童占 30%～50%，婴儿烧伤的病死率最高。预防儿童烧伤教育已被纳入新修订的《中华人民共和国未成年人保护法》《中国儿童发展纲要（2021—2030）》和《生命安全与健康教育进中小学课程教材指南》中。

烧伤主要是指热力、化学物质、电能、放射线导致高温的热源引起的皮肤、黏膜，甚至肌肉深部组织的损害。其中，皮肤热力烧伤（如火焰、开水、热汤、热菜等）最为多见。与成年人相比，儿童的皮肤更加脆弱，更容易受到伤害。头颈部等裸露部位的烧伤会有瘢痕增生，可造成不同程度的五官变形及活动障碍。

烧伤患者的麻醉，除应注意体液渗出引起的低血容量性休克、血细胞损伤、皮肤坏死毒素和氧自由基大量释放外，还应注意处理气道吸入性损伤，以及心脏、呼吸和多器官衰竭。麻醉后，应密切观察患者的生命体征，尤其是气道烧伤患者，应监测其呼吸功能，并在手术过程中密切观察其呼吸和循环状态；术后应严格观察患者是否有呼吸阻塞或受限。对于头面部、颈部和胸部烧伤的患者，绷带的松紧程度直接影响其呼吸通畅性。如果由于绷带过紧导致呼吸不畅，则需要减压治疗。

（卢海洋　撰稿；王保国　审核）

39 | 颅脑损伤患者的麻醉需要注意什么？

颅脑损伤是由于交通事故、坠落、跌倒、各种外力因素直接或间接作用于头部导致的头部损伤，在日常生活中，以及战争或灾难中均十分常见。全球每年发生颅脑损伤的人数超过5700万，占全部外伤总数的1/6，其病死率高达30%～50%。据统计，我国颅脑损伤年发生率为（55～64）/10万，每年可致约10万人死亡。颅脑损伤常引起不同程度的永久性功能障碍，其后遗症和致残率均位居前列。颅脑损伤包括：①头皮损伤，如头皮裂伤、头皮血肿、头皮的撕脱伤。②颅骨损伤，如颅盖骨折和颅底骨折。③脑损伤，如原发性脑损伤和继发性脑损伤。其中，原发性脑损伤包括脑震荡、脑挫裂伤、弥漫性轴索性损伤；继发性脑损伤包括脑水肿、脑肿胀、颅内血肿（硬膜下血肿、硬膜外血肿、脑内血肿）。

颅脑损伤采用国际通用分级标准——格拉斯哥昏迷量表（Glasgow coma scale，GCS，表 2）。GCS 评分是由英国格拉斯哥大学的 2 位神经外科学教授 Graham Teasdale 和 Bryan Jennett 于 1974 年发明。GCS 包括 3 个部分，分别是睁眼反应（eye opening，E）、语言反应（verbal response，V）和运动反应（motor response，M）。

表 2　格拉斯哥昏迷量表

睁眼反应	评分 / 分	语言反应	评分 / 分	运动反应	评分 / 分
自动睁眼	4	回答正确	5	遵嘱动作	6
呼唤睁眼	3	回答错误	4	刺痛定位	5
刺痛睁眼	2	词语不清	3	刺痛躲避	4
无反应	1	只能发音	2	刺痛屈曲	3
		无反应	1	刺痛伸直	2
				无反应	1

GCS 评分将颅脑损伤分为轻型、中型、重型和特重型 4 个级别；3 部分的总分相加，最高分为 15 分，最低分为 3 分。分数越低则意识障碍越重，预后越差。

一般的原发伤较轻，昏迷时间＜30min，评分为 13～15

分，定义为轻型；昏迷时间＞6h，评分为9～12分，定义为中型；昏迷时间＞12h，有相应神经缺失症状，评分为3～8分，定义为重型；深度昏迷，生命体征严重紊乱，评分＜3分，定义为特重型。

因颅脑损伤需要紧急手术的患者，其病情往往较重且紧急、复杂。临床可表现为意识障碍、剧烈呕吐、颅内出血、颅内血肿、颅内压增高、中枢神经受损、呼吸循环衰竭等，在脑功能受损的同时，也常伴随其他脏器的损伤和功能障碍。对于颅脑损伤手术患者，适当的麻醉管理是提高生存率、改善预后的关键。

麻醉医师会在术前进行快速评估，在最短时间内制定合理的麻醉方案，并做好急救复苏准备。颅脑损伤患者常呈昏迷状态，可能存在饱胃、颈椎不稳定、气道损伤、面部损伤等问题，麻醉医师会进行紧急气道评估及处理，保证患者气道通畅，保护颈椎，同时预防反流、误吸的发生。麻醉医师会尽力为手术保驾护航，满足手术需求，并在手术麻醉期间维护患者重要器官的功能，提供完善的镇静与镇痛，全面、严格地管理患者的血压、组织氧合、电解质、血糖等指标，同时进行术中颅内压监测、脑氧监测、神经电生理监测等。麻醉医师会在围手术期维持患者的循环稳定，维持脑灌注压，降低颅内压，减轻脑水肿，避免继发脑损伤，保证患者的生命安全，使患者平稳、顺利地完成手术，以改善患者的预后。

（程　丹　撰稿；卢海洋、王保国　审核）

40

"开颅手术中被叫醒，还做了道数学题"，这是真的吗？

曾有这样一条新闻，一名歌剧演员在开颅手术时拉起了小提琴，还唱起了舒伯特的《冬之旅·晚安》。全身麻醉下做开颅手术的患者还能清醒着表演歌剧，听着匪夷所思，但其实是真的，这是清醒开颅手术中的唤醒麻醉。清醒开颅手术在医学上称为唤醒麻醉下脑功能区肿瘤切除术。术中实施唤醒麻醉的目的是对脑功能区实时准确定位，从而最大限度地切除病灶，并保留、保护正常的脑组织功能。因此，做开颅手术时，患者"清醒地做了道数学题"就不足为奇了。

术中唤醒时通常要进行脑功能区的测定，这是麻醉科和神经外科的前沿技术，多用于神经外科功能区病变。具体是指在手术过程中的某个阶段，要求患者从全身麻醉或深镇静状态下醒过来，然后在清醒状态下配合完成皮质和皮质下层功能区定位的实时监测的麻醉技术。

术中麻醉深度把控是清醒开颅手术的要点。麻醉方式通常为：在起始阶段全身麻醉下进行气管插管或置入喉罩，在唤醒阶段拔除气道导管或喉罩，在最后阶段重新进行气管插管或置入喉罩。新兴的清醒开颅手术麻醉方式是在起始阶段给予镇静药物，最常用的是小剂量泵注丙泊酚和瑞芬太尼，使患者达到能听指令但嗜睡且一触即醒的麻醉状态；然后在清醒阶段停药；在最后阶段给予小剂量镇静药，让患者充分休息。

在保障麻醉安全的前提下，进行清醒开颅手术应注意以下要点。

（1）术前充分沟通：患者的全面参与是麻醉和手术成功的关键。

（2）患者体位舒适：①最大限度地利用脑重力下垂增加手术入路的显露，从而减少对脑组织的牵拉；②避免过度扭转颈部，防止发生静脉回流和通气障碍，同时避免颈部关节及神经损伤。术中唤醒麻醉最适宜的体位是侧卧位，便于呼吸管理和术中监测，同时还应保证铺放手术单后患者的视野开阔，以减轻其焦虑、紧张的心情。

（3）团队合作：手术过程中，外科医师、麻醉医师及护理团队之间的通力合作与手术成败息息相关，应加强沟通，统一思想，敢于实践，遇到突发情况时镇定从容。

清醒开颅手术的成功依赖于不断进步的神经外科麻醉技术、先进的临床技能及围手术期全方位的监护，同时，维持围手术期血流动力学、颅内压和脑灌注压的稳定、保证脑氧供需平衡是将手术麻醉并发症及神经功能损伤降到最小的必要因素。

（何思梦　撰稿；卢海洋　审核）

41 | 听说"术中知晓"特别痛苦，该如何避免呢？

术中知晓是指全身麻醉期间发生意识恢复的状态，患者对周围环境或声音存在着一定程度的感知和记忆，术后能回忆与手术相关联的事件，并能准确描述疼痛和手术操作等情况。术中知晓的根本原因是大脑皮质内麻醉药物的浓度在维持有效的麻醉深度时，持续性或阶段性不足，未能使高级中枢神经系统在手术过程中持续抑制和达到意识消失的水平，即麻醉药物用量不足或麻醉深度过浅。

术中知晓的程度分为 5 个级别：0 级，无知晓；1 级，仅能感知听觉；2 级，感知触觉；3 级，感知疼痛；4 级，感知麻痹；5 级，感知麻痹和疼痛；若患者表现出恐惧、焦虑、窒息感、濒死感等，需附加"D"以示危重。国内外研究显示，全身麻醉术中知晓的发生率为 0.1%～0.4%，而在创伤手术、颅脑手术、全身麻醉下剖宫产术和心脏手术中，术中知晓风险高达 1.0% 以上，其中年轻女性为高危人群。术中知晓会给患者的心理和生理带来巨大创伤，特别是情感和精神健康问题，其中创伤后应激障碍（posttraumatic stress disorder，PTSD）的发生率高达 70%。值得注意的是，术中知晓应与术中做梦相区别。术中知晓是指全身麻醉期间的外显记忆。常见的术中知晓表现为：①全身麻醉手术时，能听见医护人员的声音或者是谈话；②能记住所有操作的细节；③能感受到明显的气管插管疼痛，以及外科手术导致的疼痛；④感到焦虑无助，甚至有濒死感；⑤有明显的无力感，感到全身麻痹。国际上推荐使用改良Brice调查问卷，在术后第1天和1周对患者进行术中知晓调查（见第16问"改良Brice术后调查问卷"）。

脑电图（EEG）是一种使用电生理指标记录大脑活动的监测手段。近年来，脑电信号监测广泛应用于临床麻醉实践中，一些无创伤的脑电信号采集仪器，通过数据处理被用于麻醉深度监测领域。通过脑电信号监测，指导麻醉用药，可将麻醉深度控制在安全有效的范围内，避免发生由麻醉深度不足引起的术中知晓。2020年，中华医学会麻醉学分会发布的《术中知晓预防和脑功能监测专家共识》为预防术中知晓提供了指导性意见，以避免术后认知功能障碍，保证最佳的麻醉维持和复苏质量。

术中知晓重在预防，除麻醉深度监测外，还应加强：①高危人群识别，术前提前告知风险；②使用苯二氮䓬类顺行性遗忘药物；③追加肌松药时应保证足够的麻醉深度；④手术过程中，工作人员避免讨论与手术不相关的话题，不要评论患者和嬉笑打闹；⑤密切关注手术进程，手术刺激较强时，应尽早追加麻醉药物；⑥术后及时对患者进行回访和心理疏导。

（熊　伟　撰稿；孙　申、卢海洋　审核）

42 | 手术后的麻醉苏醒期是否有专人管理？

如今，大部分医院的麻醉科都会设置专门的房间供患者进行术后麻醉复苏，称为麻醉恢复室（PACU），又称麻醉后监测治疗室、麻醉复苏室。如ICU一般，PACU配备专门的麻醉医师和麻醉护士以监护患者的麻醉复苏过程，并对不同并发症进行处理，以防止危险或危及生命的情况发生。事实上，如今看来理所应当存在的麻醉恢复室，也是麻醉医师在长期的临床工作中慢慢摸索才建立的。

1801年，英格兰纽卡斯尔医院报道建立了首个PACU。随后在1873年，牙科医师Charles Tomes在美国麻省总医院设立PACU供乙醚麻醉的手术患者苏醒。随着复杂外科手术的开展，20世纪20—30年代，PACU在欧美医院相继出现。1923年，美国约翰·霍普金斯医院开设含有3张床位的神经外科监护室。1942年，美国梅奥诊所等相继设立PACU。第二次世界大战期间，美国护理人员的短缺促进了PACU的快速发展。1947年，Ruth等报道，PACU的建立使术后第一个24h内死亡病例下降近50%，该报道也促进了PACU的快速发展。1949年，美国纽约医院手术室委员会提出PACU对于从事外科治疗的医院是不可缺少的。1951 年，Lowenthal 等提出了设立 PACU 的标准。20 世纪 80—90 年代，日间手术在欧美国家广泛开展，PACU 得到进一步发展。2013 年，大不列颠和爱尔兰麻醉医师协会（Association of Anesthetists of Great Britain and Ireland，AAGBI）提出用 PACU 指代所有过去被称为"麻醉恢复室"的场所。近 10 年来，多个国家和地区的麻醉学会先后制定 PACU 相关指南。在亚洲国家中，Sento 等调查了 155 家日本医疗机构，发现仅 16.1% 的医院拥有 PACU。

我国早期的麻醉技术以神经阻滞和椎管内麻醉为主，PACU 的发展较为缓慢。1950 年后，仅有少数医院建立了麻醉恢复室。在卫生部《关于将麻醉科改为临床科室的通知》（卫医字〔89〕第 12 号）文件的推动下，我国麻醉学科得到迅速发展。1990 年后，随着全身麻醉的普遍使用，复杂手术、高龄患者和重症患者的比例增加，同时对手术室使用效率的需求也与日俱增，使 PACU 逐渐在国内普及。2019 年 12 月 9 日，《国家卫生健康委办公厅关于印发麻醉科医疗服务能力建设指南（试行）的通知》（国卫办医函〔2019〕884 号），提出鼓励有条件的二级及以上医院建立 PACU，并明确了 PACU 的建设与管理的相关要求。

那么在 PACU 中，麻醉医师是如何管理患者的麻醉复苏呢？完成手术后，大部分患者并不能立刻从麻醉状态恢复至清醒状态，当患者生命体征平稳，转入麻醉复苏状态后，手术室的麻醉医师及护士需要将仍处于麻醉状态的患者转移至 PACU 中，交给 PACU 麻醉医师完成余下的麻醉复苏工作。这样既能保证患者的平稳复苏，又能保证手术间的高效周转。PACU 麻醉医师接到患者后，会详尽了解患者手术的基本情况，包括但不限于手术种类、手术时间、麻醉用药、液体平衡、患者一般生命体征、患者特殊病史等，并立刻对患者进行评估，与麻醉护士一同保护患者的麻醉复苏过程。部分 PACU 可能还需要承担术后气管拔管的工作。

麻醉复苏中的患者也并没有想象得那么安全。有研究表明，仍有一定数量的患者在 PACU 中发生了严重不良事件，这些事件包括气道损害、心血管事件、神经系统损害及外科手术并发症，甚至部分药物使用不当。这些事件或损害轻则延长患者的麻醉复苏时间，重则可能会导致患者死亡。因此，PACU 的麻醉医师同样肩负着重要使命，要早期识别这些并发症并给予对症处理，甚至需要对部分特殊患者（如镇痛不全或过度镇静的患者）进行一定的后续治疗，确保患者麻醉复苏的安全与高效。

在麻醉这一趟"飞行"途中，最为惊险的就是"起飞"和"降落"。手术室内作为"飞行员"的麻醉医师，进行麻醉诱导完成"起飞"过程；而 PACU 的麻醉医师就是"塔台"，引导患者的平安"降落"，大家通力合作才能保证每一次麻醉"旅途"的平安。

（孙志鹏　撰稿；海克蓉　审核）

43 │ 为什么有些患者麻醉手术后会出现躁动和意识不清？

患者手术后较短时间内出现的躁动、不合作、意识不清的现象在分类上可能属于"术后躁动""术后谵妄""苏醒期谵妄"等多种情况。手术后躁动的原因是多方面的，涉及患者的基础病情、原有神经或精神状况、营养状况、围手术期用药、手术或麻醉影响等。

例如：①高龄、糖尿病、脑卒中、严重肝脏疾病、长期酗酒患者手术后可能更容易出现躁动和意识不清的情况，这与患者原有的脑代谢或脑功能改变有关；②术后贫血、低温、导管刺激（如胃管、营养管、引流管、导尿管等造成的不适）也可能引起患者手术后的躁动；③人体内环境的紊乱也有可能导致患者躁动和意识改变；④镇痛不足或术中麻醉过深也是造成术后意识改变的原因之一；⑤术前睡眠质量、饮食结构、肠道菌群均可能影响患者术后的意识情况。

为尽可能减少术后躁动和意识不清的发生，可采取如下措施：①尽可能优化患者术前状态，将患者的生理、心理状态维持在相对较好的水平；②在手术过程中需要及时发现并纠正循环、代谢等各方面异常；③术后需要严密监护患者生命体征和意识状况，一旦患者出现躁动不安或呼之不应的情况，需要及时对症处理，并同时查找病因给予纠正。

（黄　三　撰稿；戴中亮　审核）

44 ｜ 术后恶心呕吐是否常见？如何处理？

术后恶心呕吐（postoperative nausea and vomiting，PONV）是常见的术后并发症。

对于成人手术患者来说，PONV 的高危因素包括以下几点。

（1）患者因素

1）性别：女性的发病率约为男性的3倍。

2）年龄：年轻患者较常发生。

3）非吸烟患者。

4）有既往病史者。

（2）手术因素

1）头颈部手术。

2）腹部手术。

3）妇科手术。

4）中耳手术。

5）视力矫正术。

6）增生性扁桃体切除术。

（3）麻醉因素

1）有全身麻醉史。

2）应用大剂量阿片类镇痛药。

3）应用挥发性麻醉药物。

4）胃肠道胀气。

5）神经反射。

6）未预防性使用止吐药物。

对于儿童手术患者来说，PONV 的高危因素包括：①年龄≥3 岁；②既往有 PONV 史或晕动病病史；③ PONV 家族史；④手术类型为斜视矫正术、腺样体扁桃体切除术、耳廓成形术；⑤手术时间≥30min；⑥使用抗胆碱药物；⑦使用长效阿片类药物。

对于上述危险因素，麻醉医师会尽量减少使用相关麻醉药物，并辅以区域阻滞技术和多模式镇痛方案。除预防性使用 5- 羟色胺受体拮抗药、糖皮质激素类药物外，还可尝试使用其他种类止吐药物，或者应用针刺穴位等办法。

（杜诗涵　撰稿；戴中亮　审核）

45 ｜ 如何评价麻醉后苏醒？为什么有的患者麻醉后苏醒特别慢？

有人说"做一次全身麻醉就像坐一次飞机"。一次飞行有

3个重要的时间段,即起飞、巡航和降落。麻醉也有3个重要的时间段,即诱导、维持和苏醒。就像人人希望飞行旅途能安全着陆一样,每位患者都希望自己能安然苏醒,着陆后可以看见新的风景,苏醒后可以拥抱健康的自己!

麻醉恢复室(PACU)是手术麻醉后患者术后恢复的重要场所。全身麻醉气管插管患者手术结束后仍处于无意识状态,此时,机体保护性反射尚未完全恢复,需要呼吸机支持呼吸。因此,麻醉手术后患者需入住PACU进行集中、密切观察和监测,直至患者生命体征恢复平稳才可转回普通病房。

通常全身麻醉手术后处于苏醒期的患者因麻醉药作用未完全消失,术后可能会出现一定的不适感,如术后恶心呕吐(PONV)、寒战、呼吸道梗阻、躁动等。目前认为,全身麻醉在按计划停止给药后,患者若不能在30min内意识恢复且不能对言语或刺激等做出有思维的回答或动作,即可认定为苏醒延迟。苏醒延迟是全身麻醉常见的并发症,其常见原因如下。

(1)患者因素

1)合并肝、肾、心、肺疾病:①肝、肾功能障碍会影响麻醉药的代谢和排泄,导致药物的蓄积和残留;②肺泡通气不足、肺组织通气/血流比值失调引起低氧血症是苏醒延迟的常见原因;③充血性心力衰竭和心输出量减少会延长嗜睡。

2)认知功能障碍:颅内压增高、脑缺血或出血、心理或精神障碍等中枢神经系统功能紊乱均可引起术后嗜睡。

3）长期服用抗癫痫药物：会降低对神经肌肉阻滞药的反应，因此，有癫痫病史的患者术后可出现苏醒延迟。

4）高血压、吸烟、糖尿病、肥胖等：会增加脑卒中的易感性，术中一旦发生，亦可导致患者苏醒延迟。

（2）麻醉因素

1）麻醉药给药过量：这是最常见的原因。患者年龄、体质、脏器功能、药物的药理学特性、代谢的个体差异、用药时机及联合用药等多种因素的影响，均可导致苏醒延迟，临床上以麻醉药的相对过量更为多见。

2）其他药物的增强作用：预先服用镇静类药物，如苯二氮䓬类药物、单胺氧化酶抑制药、乙醇（酒精）等，可增强麻醉和镇痛药物对中枢神经系统的抑制作用。

3）局部麻醉药的反复使用：特别是在血管区域反复使用局部麻醉药，会导致毒性反应，表现为嗜睡、癫痫发作和心搏骤停。

（3）手术因素

1）手术时间：手术时间过长，麻醉时间也相应延长。通过对中枢及外周的双重影响而削弱人体的体温调节作用，导致术后苏醒延迟。

2）手术类型：任何影响脑灌注的操作或体位都可能因脑供血不足而导致患者苏醒延迟。

（4）代谢因素：术中低或高血糖、电解质紊乱（低或高钠血症、低钾血症）、酸碱平衡紊乱、术中低体温均可导致苏醒延迟。

综上所述，麻醉后苏醒延迟受患者自身因素、麻醉、手术和代谢等多种因素影响。针对不同原因，其应对措施也不同。通用策略是术前积极处理基础疾病、术中保持血流动力学稳定及生命体征平稳、注意保温及重要脏器的保护，以及进行血气、麻醉深度、肌肉松弛、脑氧监测等，为患者安全、平稳度过围手术期保驾护航。

麻醉医师与护士根据患者的病情、手术方式和麻醉方式，结合监测指标，待麻醉药残留效果消退后，评估患者是送回普通病房还是送去 ICU。目前，临床评价麻醉苏醒或出复苏室的常用标准是改良 Aldrete 恢复评分≥9 分（表3）可转出PACU，送回普通病房。麻醉苏醒恢复期是患者从麻醉状态恢复至正常生理状态的过程，是麻醉的关键环节之一。在麻醉医师和护士的共同努力下，绝大多数患者在麻醉手术后能够平稳、安全地苏醒、恢复。麻醉医师和护士会用心对待每一位患者，为患者的安全苏醒保驾护航！

表3　改良 Aldrete 评分记录表

项目	内容	评分
活动	自主或遵嘱活动四肢	2
	自主或遵嘱活动双上肢或双下肢	1
	不能自主或遵嘱活动肢体	0
呼吸	深呼吸和咳嗽不受限	2
	呼吸困难或受限	1
	窒息	0

项目	内容	评分
血压	较基础血压波动 ±20% 以内	2
	较基础血压波动 ±（20%～49%）	1
	较基础血压波动 ±50% 及以上	0
意识	完全清醒	2
	可以唤醒	1
	无反应	0
氧合	呼吸室内空气 SpO_2＞92%	2
	需要吸氧才能维持 SpO_2＞90%	1
	及时吸氧 SpO_2≤90%	0

（杜诗涵　撰稿；李　茜　审核）

46 | 麻醉苏醒期使用的拮抗药（催醒药）有哪些？

催醒药，专业名词为拮抗药，是起到阻断作用的一类药物。每一种药物都有其优缺点，关键在于使用的时机和剂量，以及对药物效果的把握。如果手术过程中麻醉药的应用恰到好处，一般无须过多使用术后拮抗药；如果出现术后苏醒延迟，即大于30min的苏醒，才考虑从小剂量开始使用拮抗药，并注意防止拮抗过度引起的兴奋、躁动等不良反应。

在拮抗药的应用中需要关注的问题主要集中在镇痛过量、

镇静过度、肌力恢复延迟3个方面。

（1）镇痛过量：阿片类药物常规用于镇痛，老年、肝功能障碍、器官功能异常等患者可能会出现药物使用过量的情况。对阿片类药物进行拮抗后，患者对疼痛刺激的波动较大，会发生烦躁不安、对疼痛感觉明显，弊大于利。因此，建议在使用阿片类药物时，尽量少量、多次给药，并在麻醉过程中控制阿片类药物的使用量；必要使用时，可选用短效阿片类药物，如瑞芬太尼等。

（2）镇静过度：常用的镇静药主要是苯二氮䓬类药物——咪达唑仑等，其有良好的镇静和遗忘作用。对该类镇静药物进行拮抗时一般选择氟马西尼。氟马西尼是一种选择性的苯二氮䓬类拮抗药，其化学结构与苯二氮䓬类近似，作用于中枢的苯二氮䓬受体，能阻断受体而无苯二氮䓬样作用，可产生戒断症状。氟马西尼能解除中枢的抑制作用，也可用于酒精中毒的解救。氟马西尼的不良反应包括面色潮红、恶心、呕吐、烦躁。因此，应用镇静药时应注意其使用剂量和作用时间。

（3）肌力恢复延迟：肌松药是麻醉过程中常用，但其他科室较少应用的药物。肌松药用于全身麻醉状态下的患者，使其骨骼肌松弛，这对于麻醉和外科手术非常重要。在手术结束后，残余的肌松药会影响患者的神经肌肉恢复，尤其是自主呼吸；而患者的呼吸指标达到标准才能拔出气管插管，脱离呼吸机，这时可能就需要应用拮抗药。肌松药的拮抗药又称乙酰胆碱酯酶抑制药，其主要作用于神经接头处的乙酰胆碱酯酶，以拮抗肌松药的残余作用。临床常用的 3 种乙酰胆碱酯酶抑制药是新斯的明、溴吡斯的明和依酚氯铵。不良反应包括心律失常、恶心、呕吐等，但可通过与其他药物联合使用来减少这些不良反应的发生。临床医师常规应用肌肉松弛监测和肌肉松弛拮抗可减少残余肌肉松弛的发生，但需要注意防止因拮抗药作用时间短而出现反跳。

（陈柯宇　撰稿；卢海洋　审核）

47 麻醉结束后需要去枕平卧吗？

除脑脊液漏或颈部手术等特殊患者外，麻醉结束后通常不需要去枕平卧。直立姿势是人类进化的结果，对生理功能有着极其重要的影响。麻醉手术后，抬高头部和背部的半卧位有助于膈肌下移，提高肺活量，增加机体氧合，改善缺氧状况。水平卧位可降低功能残气量（functional residual capacity，FRC）和肺泡通气量，是造成患者术后缺氧的主要原因。

麻醉结束后早期可采取低半卧位体位（垫枕并抬高床头约15°～30°），该体位的优点如下。

（1）减少呕吐和误吸风险：半卧位可减少术后呕吐的发

生，减轻胃内容物反流，减少肺部误吸风险，从而降低肺部并发症的发生风险。

（2）改善呼吸功能：半卧位能防止舌根后坠，防止呼吸道梗阻；有助于膈肌下移，减少肺不张，增加肺活量，增加有效换气量，改善术后呼吸功能；同时，增加静脉回心血量和心输出量，促进全身血液循环，改善缺氧状况，促进呼吸、循环功能恢复。

（3）促进循环：半卧位可促进血液循环，特别是下肢和躯干的血液回流，减少深静脉血栓形成的风险。

（4）提高舒适度：半卧位比完全平卧更舒适，并可减少术后疼痛和不适感。

（5）促进消化：半卧位有助于促进胃肠蠕动，减少腹胀和便秘的发生，有助于患者恢复正常饮食。

（6）减少颅内压增高风险：颅脑手术后，半卧位有助于降低颅内压，有利于术后恢复。

对于硬膜外阻滞或蛛网膜下腔阻滞（脊髓麻醉，俗称"腰麻"）后的患者，曾经有观点认为去枕平卧能防止其头痛的发生。然而，随着相关穿刺设备的不断改进，麻醉后患者头痛的发生概率已大幅降低。目前，多项相关文献已证明，去枕平卧并不能降低患者头痛的发生率。此外，去枕平卧是一种强迫性体位，会加重患者术后的不适感，反而会导致患者心理紧张。

（林育南　撰稿；海克蓉　审核）

48 为什么一次手术的收费单上可能记录了多种麻醉方法？

前文提到，麻醉方式分为全身麻醉和局部麻醉两大类。进一步区分，全身麻醉又分为吸入麻醉、静脉麻醉和静吸复合麻醉；局部麻醉又分为表面麻醉、局部浸润麻醉、区域阻滞、神经阻滞和椎管内麻醉。再进一步区分，椎管内麻醉又包括蛛网膜下腔阻滞（俗称"腰麻"）、硬膜外阻滞、骶管阻滞和腰硬联合麻醉。

在临床工作中，麻醉医师会根据患者的病情和手术需要，合理进行麻醉方式的选择和组合，以达到最佳麻醉效果，最大限度地保证患者生命的安全。因此，在一次手术中，麻醉医师可能会采用多种麻醉方式的组合，称为复合麻醉或联合麻醉，即多种麻醉方式或麻醉药品在麻醉过程中先后或同时运用。麻醉方法优化后，既能提供满意的麻醉效果，为手术医师提供有效的手术视野，满足手术需求；又能保证患者的安全、舒适，达到快速、有效康复治疗的目的。这些麻醉方法会被详细记录，同时在收费单上也会体现出。

在实际临床工作中，麻醉收费通常不超过 2 种麻醉方法。按照各省（自治区、直辖市）医疗机构服务项目收费标准，如

2 种麻醉方法同时应用，第 2 种麻醉方法只收取标准费用的 30%～50%，不会出现 2 种麻醉方法均同时全额收费的情况。因此，一次手术的麻醉收费单上记录多种麻醉方法的现象是正常的，这样也可避免出现重复收费的问题。

（李　丽、卢海洋　撰稿；戴中亮　审核）

第三章　麻醉与急救

49

麻醉学与急救医学、危重症医学有哪些相关性？

或许有人曾在医院里遇到过一个手里提个箱子一路小跑，边跑边看时间，自带一种紧迫气场，仿佛要跑赢时间的医师。其实，在医院内部有条不成文的规定，就是在医院内不能跑步，因为一旦跑步就代表患者的生命体征出现了问题，需要紧急抢救。而上面那位拿着箱子跑步的人正是麻醉医师，他一旦开始全力冲刺则代表事态可能非常紧急。人们熟知的麻醉医师工作地点是在手术室，而当麻醉医师出现了在手术室外奔跑的情况，往往是要参与重症患者的急救。

急救医学主要是现场急救或初步急救，对患者进行初步处理及生命支持。这里的生命支持是指心肺复苏（cardiopulmonary resuscitation，CPR），是针对骤停的心脏和呼吸采取的救命技术，其目的是恢复患者的自主呼吸和自主循环。保证患者的呼吸及循环的稳定正是麻醉医师所涉及和擅长的领域，因此，在一些院内急救中，通常由经验丰富的麻醉医师担任团队指挥者，指挥、协调各部门和人员参与急救工作。麻醉医师工作的基础就是对患者生命体征的监测、维护、支持及调控。麻醉学的发展和危重症医学的发展有着不可分割的内在联系。掌握危重症医学的基本理论、基本知识及基本技能是麻醉医师知识结构和实际工作能力的重要组成部分。危重症医学最早可追溯到20世纪30年代，是由外科和麻醉科共同管理下运行的。在经历20世纪50年代的脊髓灰质炎大流行事件后，由多学科组成的重症监护室中，麻醉医师一直发挥着举足轻重的作用。

目前，在我国医学本科生教学中仅麻醉学专业设有"危重病医学"专业课程。在此次新型冠状病毒感染大流行期间的危重症患者救治中，麻醉医师也一直冲在一线，为患者的生命保驾护航。

（陈柯宇　撰稿；戴中亮　审核）

50 | 为什么要分急诊手术和非急诊手术?

根据患者病情的危急程度，外科手术可分为急诊手术、限期手术和择期手术，而人们日常说的非急诊手术指的是限期手术和择期手术。

（1）急诊手术：顾名思义，就是病情紧急，临床评估后认为需要在最短时间内进行手术救治，以避免危及患者生命的手术，如腹腔大出血、胸腔大出血、开放性颅骨骨折、心脏外伤、主动脉破裂等危急情况。

（2）限期手术：通常指各种恶性肿瘤的根治性手术。虽然尚无对在多长时间内紧急手术的要求，但由于恶性肿瘤的快速生长和转移，应尽快在短期内做好术前准备，纠正患者基础疾病（如高血压、糖尿病、高脂血症等），改善患者一般情况、营养情况和心理状态，并积极开展手术。

（3）择期手术：是指可选择手术治疗的时间。多数良性病变通常属于择期手术的范围。这种情况的疾病并不紧急或特别严重，可以继续观察，也可进行手术治疗。如子宫平滑肌瘤，可以继续观察；但如果肿瘤较大，可在医师的指导下选择时间进行手术治疗。

当然，临床上没有绝对的病情。如果病情变化迅速，择期手术也会立刻转成急诊手术，否则可能危及患者生命。

（王恩杰　撰稿；卢海洋　审核）

51 | 什么是心肺复苏？"现代心肺复苏之父"是位麻醉医师吗？

心肺复苏是指对心跳、呼吸突然停止的患者采取救治，以达到恢复其自主循环和自主呼吸的目的,是一种紧急医疗措施。心肺复苏通常包括人工呼吸、胸外心脏按压、电除颤这三大要素。心肺复苏是抢救呼吸、循环骤停患者所采取的最基本、最重要的方法。有效的心肺复苏有利于提高抢救成功率和恢复患者的脑功能。

每年 9 月的第 2 个周六是世界急救日(World First Aid Day)。国际上公认的急救方法始于 1960 年威廉·考恩霍文(William Kouwenhoven)在 *The Journal of the American Medical Association* 上发表的胸外心脏按压心肺复苏方法(closed-chest cardiac massage)。然而,早在 1957 年 10 月,中国王源昶教授在《中华外科杂志》发表的《硬脊膜外阻滞麻醉之意外及处理》的文章中就报道了 1955 年 4 月在处理硬膜外阻滞意外时,首次应用经胸壁心脏按压法(心肺复苏)成功抢救的患者,并详细描述了其具体应用方法。这在心肺复苏技术领域是具有里程碑意义的发明,也是中国麻醉界对世界医学的重大贡献。此后至 1964 年间,王源昶教授连续发表多篇文章介绍应用此方法救治心搏骤停患者的经验。因此,王源昶教授是当之无愧的胸外按压心肺复苏术之先驱。后续,李德馨教授在 20 世纪 60 年代开创的心肺脑复苏和血气分析,进一步促进了心肺复苏技术的发展。

彼得·萨法尔(Peter Safar,1924—2003 年)提出的"ABC 心肺复苏急救法",标志着现代心肺复苏术的诞生。萨法尔曾经是美国匹兹堡大学医学中心麻醉科主任,创建了美国第一家重症监护室（ICU），是公认的美国危重症医学三位奠基人之一。他还是现代救护车系统创始人、灾难医学先驱及低温治疗脑外伤与脑缺血的先驱。被誉为"现代心肺复苏（CPR）之父"。

（海克蓉　撰稿；卢海洋　审核）

52 | "急救 ABC"代表什么？

20 世纪 50 年代，麻醉医师萨法尔开始研究心肺复苏。他发明了在心力衰竭的情况下，按照"ABC"规则进行复苏的方法和行动顺序，称为"ABC"心肺复苏急救法。

心肺复苏的"ABC"分别代表着气道、呼吸和循环 3 种不同的操作：A 代表 airway，即开放气道；B 代表 breath，即进行人工呼吸；C 代表 circulation，即进行有效的心肺复苏，维持循环。具体操作如下。

A——开放患者气道：轻扶患者下颌，张开嘴巴，打开口腔，进行口腔、气道分泌物或其他异物清理，帮助患者开放气道。

B——人工呼吸：开放气道后，对患者进行口对口的人工呼吸，需要同时捏住患者鼻子，以免漏气。胸外按压和人工呼吸的比例是 30 ∶ 2，即 30 次胸外按压后进行 2 次人工呼吸。

C——胸外按压，维持循环：要掌握正确的胸外按压方法，双手交叠，一手掌的鱼际、小鱼际紧贴患者胸骨中下段进行按压；按压过程以髋关节为支点，双臂绷紧伸直，垂直向下用全身力量，保持手臂伸直，按压深度达到 5～6cm，同时按压频率为 100～120 次 /min，才可能保证有效按压，为患者维持一定的循环。

然而，现在成人心肺复苏的步骤并非按照"ABC"顺序，而是按"CAB"的步骤，强调了循环维持的重要性。即对于需要心肺复苏的患者，首先进行"C"——胸外按压，以保证有效的循环，随后再开放患者的气道并进行人工呼吸等。因此，目前临床中发现，进行胸外按压、保持有效的循环最为重要，是抢救患者生命最主要的方法，在保证有效的循环基础上再进行人工呼吸。

（卢海洋　撰稿；戴中亮　审核）

53 为什么说自动体外除颤器是"救命神器"？除此之外还有哪些急救仪器？

自动体外除颤器（automated external defibrillator，AED）是一种能自动识别异常心律，及时消除心室颤动，让心脏窦房结重新开始工作，继而使心跳恢复的急救设备。使用 AED 抢救心搏骤停患者的成功率远高于徒手心肺复苏。此外，因其具有体积小、重量轻、便于携带、使用安全、操作简单且内置语音提示，便于非专业人员使用等特点，也被誉为"救命神器"。

所谓急救仪器，狭义上主要是指医院内抢救患者的必备常规医疗设备，包括心电监护仪、除颤仪、呼吸机、体外膜氧合（extracorporeal membrane oxygenation，ECMO）等。

心电监护仪可测量患者的生理参数如体温、脉搏、呼吸、血压、血氧饱和度等，并可与已知设定值进行比较，一旦发现异常，便会发出警报。心电监护仪除可用于抢救危重患者，以及作为手术室的常规监护外，还可用于高血压、冠心病等患者的监护。

呼吸机是一种能将含氧空气送入肺部，并将含 CO_2 的气体排出体外，帮助呼吸系统完成通气的医疗设备。根据呼吸机与患者连接方式不同，可分为无创通气和有创通气。无创通气是直接通过面罩、鼻罩与患者连接，有创通气则是通过气管插管或气管切开与患者连接。吸呼切换方式取决于呼吸机的种类，常见的切换方式有压力切换、容量切换、时间切换和流速切换。在现代医学中，呼吸机已普遍用于各种原因所致的呼吸衰竭和手术期间麻醉患者的呼吸管理、呼吸支持治疗和急救复苏，能预防和治疗呼吸衰竭，减少并发症，挽救及延长患者生命等，在医学领域占有十分重要的位置。

ECMO 主要用于重症心肺衰竭患者，提供持续的体外呼吸和循环支持，以维持患者生命，为治疗原发病创造机会。因肺部存在大面积实变而无法进行氧合的患者，可采用 ECMO 替代患肺功能，在体外完成气体的氧合，防止患者因急性缺氧导致脏器损伤和脑损伤。ECMO 是国际公认的重症医学领域顶级急救技术，代表着医院急危重症救治的能力和水平。

（何思梦　撰稿；戴中亮　审核）

54 | 什么是体外膜氧合？

体外膜氧合（ECMO），俗称"叶克膜""人工肺"，是一种生命支持技术，也一度被称为重症患者的"终极救命武器"。

众所周知，氧气通过肺进入人的身体，而富含新鲜氧气的血液需要随着心脏有节律地跳动被泵注到大脑、内脏、四肢等。因此，只有当心脏、肺都正常工作时，身体才能正常利用氧气、排出 CO_2，以维持各重要器官的功能。当一些非常严重的疾病导致心肺功能严重受损时，生命就会受到威胁。

ECMO 的工作原理可以简要描述为：将静脉血（含氧量低）引出体外，让血液结合氧气之后（变成含氧量高的动脉血），再泵回患者体内。因此，ECMO 就像一套备用的"心肺"，可以辅助患者的呼吸和循环功能，为患者提供生命支持，也为危重患者争取更多的救治机会。

（黄　三　撰稿；卢海洋　审核）

55

心肌梗死和脑梗死最大的"元凶"是什么？麻醉医师在救治过程中发挥什么作用？

2014 年 11 月 20 日，我国首次设立"心梗救治日"，即"中国 1120 心梗救治日"。

心肌梗死（简称"心梗"）是发病率很高的常见急性冠脉综合征之一，其诱发风险因素包括自身心脏疾病、糖尿病、高血压、高脂血症、缺乏锻炼、肥胖、超负荷工作、温度骤变、不良生活习惯（吸烟、酗酒、药物滥用）及遗传因素等。急性心肌梗死发生时多伴有剧烈、持久的胸骨后疼痛，以及进行性心电图变化和心肌酶增高，可并发心律失常、休克或心力衰竭，危及生命。2h 内是急性心肌梗死的黄金救治时间；如果梗死超过 6h，心肌细胞基本不可能恢复。

每年的 10 月 29 日为"世界卒中日"。脑卒中（中医称中风）是一种急性脑血管疾病，分为缺血性卒中和出血性卒中，前者是指脑梗死，临床最为常见。2018 年 12 月，《新英格兰医学杂志》（*The New England Journal of Medicine*）发表了基于全球疾病负担研究数据（GBD 2016）。该研究显示，1990—2016 年，在全球 25 岁以上人群中，约 1/4 的人口有卒中风险，而我国人群卒中风险达到 39.3%。脑梗死的急救也有"黄金 6h"，6h 内的积极治疗可大大降低后遗症的出现概率。导致脑梗死高发的危险因素包括高血压、糖尿病、高脂血症、心房颤动、叶酸摄入少、季节交替变化，以及高盐、高糖饮食习惯等。建议重视"两少、两不要"。"两少"，即蔬菜水果少、运动少；"两不要"，即不要吸烟、不要酗酒。

心肌梗死和脑梗死是导致猝死的最常见的两大疾病。近年来，发病人群越来越年轻化。整体来看，心肌梗死、脑梗死都是动脉血管受阻引起组织血液供应阻断导致的重症疾病，其发病原因多是动脉粥样硬化斑块破裂导致血栓形成，血栓进而导致血管管腔堵塞，下游需要供血的心肌组织或脑组织坏死。除动脉粥样硬化外，静脉血栓也是需要警惕的"隐形杀手"，同样可阻塞血管，导致梗死。因此，斑块和血栓是心肌梗死、脑梗死最大的"元凶"。心肌梗死和脑梗死也有一些相同的高危因素，例如，高血压、糖尿病、高脂血症等均可加重病情进展。

心肌梗死患者通常通过医院的心脏病急救绿色通道，实施经皮冠状动脉介入治疗。一般采用表面麻醉或穿刺部位的局部麻醉。整个治疗过程中患者处于清醒状态。除局部麻醉外，一定程度的镇静、镇痛麻醉可达到最佳的救治效果。如果患者处于嗜睡、神智障碍、不能自主呼吸、情绪不稳定、不能配合的状态，麻醉医师将积极配合对其实施全身麻醉，并进行气管插管和有创动脉血压监测，使用辅助设备维持患者呼吸平稳和血流动力学稳定，为介入手术提供一个良好且安全的条件，以保障顺利置入冠状动脉支架，疏通冠状动脉，完成介入手术。另外，心肌梗死患者经皮冠状动脉介入治疗后，至少需要 2 周的恢复时间。如需实施非心脏手术，除要做好术前评估并加强围手术期抗血小板治疗外，择期手术在心肌梗死后 4～6 周实施较为安全。

急性脑卒中静脉溶栓绿色通道可在溶栓治疗黄金期（4.5h）内，为患者实施脑梗死静脉溶栓术，通常采用局部麻醉。绿色通道可实现脑梗死的早诊断、早治疗、早康复。除急诊手术需要医师权衡利弊进行手术外，在急性脑梗死期，即脑梗死后的 4～6 周，一般不宜进行择期手术，部分限期手术应尽量延迟至 4 周后进行。脑梗死患者如需进行非脑科手术，应行择期手术，选择在脑梗死发病 6 个月以后，在病情比较稳定的恢复期进行麻醉和手术。术前同样要评估患者的状态，排除心脏、呼吸、血压方面的问题。手术麻醉过程中，由于部分静脉麻醉药的脑血管收缩作用，使正常脑血管收缩而梗死区域脑血管收缩不明显，使更多血液供应脑梗死区域的血管，引起"反颅内窃血"现象。在治疗脑梗死时可以利用该现象。此外，血压过分降低可导致患者再次出现脑梗死，并导致脑梗死区的水肿和损伤进一步加重，造成"二次打击"。

因此，维持稳定的血压，保证合适的组织供血对于维持脑灌注至关重要。脑灌注压＝平均动脉压－中心静脉压，目标值在 65～80mmHg。手术过程中应加强监测，建立有创血压通道，实时了解患者的生命体征变化；还应加强血气分析监测，了解患者内环境的变化。患者如使用抗凝类药物（如阿司匹林、氯吡格雷、华法林等），通常需要在术前停用，并采用其他药物进行替代，以降低术中出血风险。另外，术中注意使用血管活性药，并通过液体治疗补充一定的血容量，同时关注围手术期后遗症和并发症情况。

（卢海洋　撰稿；王保国　审核）

56 什么是紧急困难气道？哪些设备可以用来保证通气？

当遇到未预料到的、紧急的、困难的气道时该怎么办呢？《ASA 2022 困难气道管理实践指南》强调呼叫支援、优化氧合（包括经鼻高流量氧疗），并按照既定流程进行管理；评估患者能否苏醒至自主呼吸状态；评估应用无创还是有创气道管理方法。

（1）无创气道管理：①当一种方法或设备失败时，可以尝试多种方法或设备联合；②注意插管时间、试插次数和患者的氧合状态；③每次试插都应保证面罩通气；④限制插管和插喉罩的次数，避免造成潜在损伤和并发症。

无创气道管理工具推荐可视喉镜、特制镜片、联合技术［可视喉镜＋硬质支气管镜（简称"硬镜"）］、软镜（指南推荐纤维支气管镜）、插管型喉罩（有或无软镜引导）、光棒、引导管，以及插管辅助装置如引导管、交换管、硬质导管芯、喉外手法、导管芯。

（2）有创气道管理：尝试有创气道管理时应确保由受过专门训练的人员尽快进行操作，如有创操作失败，应开始ECMO支持。推荐有创气道管理手段包括外科环甲膜切开、环甲膜穿刺＋喷射通气、快速环甲膜穿刺套件、外科气管切开、逆行气管插管（指南已做推荐）、经皮气管切开。

（赵　鹏　撰稿；李　茜　审核）

57 | 评估新生儿出生状态的阿普加（Apgar）评分是什么？

阿普加（Apgar）评分，简称"阿氏评分"，是 Virginia Apgar（1909—1974 年）于 1953 年提出的用于评估新生儿窒息的量表。这是国际公认的评价新生儿出生情况最简捷、最实用的方法。Apgar 不仅是美国哥伦比亚大学首位麻醉学女教授，也是"新生儿科学"的奠基人，她最著名的演讲是"*The first ten minutes in the life*"。为表彰她对医学的贡献，1994 年 10 月，美国邮电业（U. S. Postal Service）发行了印有其头像的邮票；美国华尔街日报也在其 100 周年诞辰时公布了珍贵的视频。

Apgar 评分，不仅代表创建者的名字，还对应了 5 个指标的英文首字母，包括皮肤颜色（appearance）、心率（pulse）、对刺激的反应（grimace）、肌张力（activity）、呼吸（respiration）。每项得分 0～2 分，满分共 10 分（表 4）。评估分别在婴儿出生后 1min、5min 和 10min 进行。8～10 分为正常，代表着自主呼吸和循环的正常水平，没有窒息和缺氧表现；4～7 分为轻度窒息；0～3 分为重度窒息。

表 4　Apgar 评分

体征	0 分	1 分	2 分
皮肤颜色（A）	紫或苍白	躯干红、四肢紫	全身红
心率（P）	0	<100 次 /min	≥100 次 /min
对刺激的反应（G）	无	有反应、如皱眉	咳嗽、哭声响
肌张力（A）	松弛	四肢略屈曲	四肢活动好
呼吸（R）	无	微弱、不规则	规则、哭声响

大多数新生儿的 Apgar 评分都在 7 分以上。对于 7 分以下者，临床医师会根据其出生时的情况给予对应处理。轻度窒息者通常可在清理气道和吸氧后好转；重度窒息者则需要紧急气管内插管和人工胸外心脏按压。一般在及时采取措施后，大多数新生儿会很快好转，且预后恢复良好。

（韩琳琳、杜春彦　撰稿；孙　申、卢海洋　审核）

58 | 什么是恶性高热？

恶性高热（malignant hyperthermia，MH）是一种常染色体显性遗传的骨骼肌钙通道异常疾病，常发生在麻醉过程中或术后早期。恶性高热的确切发病率至今仍不明确。研究表明，成人恶性高热的发病率为 1：250 000～1：100 000，儿童约为 1：30 000，各国家、各种族的发病率基本相似。当患者接触到吸入麻醉药和肌松药或处于特定状态时，体温迅速升高，从而导致一系列病理变化。呼气末 CO_2 水平增加是最早的诊断标志之一。由于恶性高热较为罕见，且其治疗手段有一定的特殊性，若未及早诊断治疗，患者可出现全身多器官功能衰竭，病情严重者最终导致死亡。

恶性高热在麻醉过程中及术后早期（术后 24h 内）均有可能发生。早期典型的临床表现是咬肌痉挛、体温迅速升高，后期进入高热状态；面部潮红，嘴唇迅速转为发绀。体温急剧上升恶性高热的特征标志，患者核心体温每 5min 可升高 1～2℃，有病例报道患者体温最高可达 44℃。尽管患者每分通气量增加，但呼气末 CO_2 分压仍持续升高（＞55mmHg）。由于骨骼肌剧烈收缩，大量消耗腺苷三磷酸（adenosine triphosphate，ATP），产生乳酸，导致呼吸性和代谢性酸中毒。代谢亢进如未得到及时治疗，会导致横纹肌溶解症、高钾血症、急性肾衰竭、充血性心力衰竭、肠缺血等重要器官功能障碍，甚至显著性增加弥散性血管内凝血（disseminated intravascular coagulation，DIC）的发生率，从而增加了患者的死亡风险。目前，国际公认的恶性高热特效治疗药物为丹曲林钠。由于多种原因，该药在国内大多数医院尚未配备。在没有丹曲林钠的情况下，恶性高热的处理原则为：镇静解痉；迅速降温；纠正水、电解质失衡；对症支持治疗；严禁补钙，谨慎使用麻醉药品。

虽然恶性高热的发病率较低，但其进展迅速，病死率较高，近年在国内常有报道。虽然麻醉医师对其已有较充分的认识，但由于病例罕见，患者发病后常不能得到及时诊断，临床救治经验较少，因而易出现误诊、误治。因此，对于恶性高热，预防的重要性大于治疗。在麻醉医师对患者进行术前访视及签署麻醉同意书时，需要详细向患者及其家属了解其既往史，并向其充分解释麻醉风险。

（戴中亮　撰稿；李　茜　审核）

59 | 如何判定脑死亡？

脑死亡，有时也称为"全脑死亡"或"脑干死亡"。脑死亡与人们通俗所讲的临床死亡有所区别，要点在于，通俗的死亡意为"心死"，即呼吸、心跳停止。随着医学事业的发展，人工维持心跳、呼吸的手段越来越成熟，呼吸、心跳停止时即宣布患者死亡，势必难以让缺乏专业医学知识的患者家属信服和理解，易产生医患纠纷。此外，在现有医疗技术水平下，将一名呼吸、心跳停止而脑未死亡的患者判定为死亡，也可能会被认为是一次重大的医疗事故。反之，准确、快速地评估脑死亡，不仅有利于合理分配医疗资源，而且对于器官移植，尤其是稀缺的心脏移植至关重要，因为脑死亡供体是唯一被接受的心脏移植来源。因此，正确判断脑死亡意义重大。参与判定人员为至少2名从业时间不低于5年的临床执业医师分别进行2次单独评估（移植科医师不得参与脑死亡的判定）。

（1）在进行临床脑死亡评估之前，首先必须明确患者昏迷原因，并排除各种原因引起的可逆性昏迷。符合要求后进行临床其他指标的判定，即临床相关检查应显示患者处于昏迷状态，无脑干反射、无自主呼吸。通常包括以下标准。

1）对于最大程度的外界刺激（包括视觉、听觉和触觉刺激）没有知觉或意识。

2）瞳孔于中立位固定或散大，对光反射消失。

3）角膜反射、头眼反射及前庭眼反射消失。

4）恶性刺激时没有面部运动。

5）双侧后咽部刺激时没有咽反射。

6）深部气管吸痰没有咳嗽反射。

7）对于肢体疼痛刺激没有大脑介导的运动反应。

8）无自主呼吸，血气分析 pH<7.30 且 $PaCO_2 \geq 60mmHg$，未观察到自主呼吸。

（2）符合上述条件后方可进行进一步确认试验，通常包括以下几种。

1）脑电图（EEG）：显示电信号静息。

2）经颅多普勒超声（transcranial Doppler，TCD）：显示颅内前循环及后循环血流呈震荡波、尖小收缩波或血流信号消失。

3）短潜伏期躯体感觉诱发电位（short-latency somato-sensory evoked potential，SLSEP）：正中神经 SLSEP 显示 N9 和/或 N13 存在，P14、N18、N20 消失（上述 3 项确认试验至少具备 2 项）。

临床判定和确认试验结果均符合脑死亡判定标准可首次判定脑死亡。对于 29 天～1 岁婴儿，首次判定 24h 后再次复查，结果仍符合脑死亡判定标准，方可最终确定脑死亡。对于 1～18 岁儿童，首次判定 12h 后再次复查，结果仍符合判定标准，可最终确定脑死亡。严重颅脑损伤或呼吸、心搏骤停复苏后的患者，应至少等待 24h 才能进行脑死亡判定。

（林菁艳　撰稿；李　茜　审核）

第四章　麻醉与疼痛

60 | 什么是疼痛？疼痛与麻醉有什么关系？

疼痛的科学定义为：一种与实际或潜在组织损伤相关的不愉快的感觉和情绪情感体验，或与此相似的经历。这个定义或许比较抽象，但相信我们都有过对"疼痛"的亲身体会。从进化的角度而言，疼痛是身体的一种身体自我保护机制，因为靠近火焰时感到热痛，我们会主动远离火焰，避免被灼伤；因为握冰会感到冷痛，我们会取暖从而避免被冻伤；腹痛可能提醒我们某一类食物不宜食用；摔伤时的疼痛提醒我们注意运动安全。但当疼痛过于剧烈、持久，影响到我们正常的衣食住行，那么疼痛本身也变成了一种疾病。疼痛可能导致高血压患者的血压升高，甚至诱发脑出血等严重后果；疼痛可能导致开胸手术后的患者不能配合呼吸功能锻炼，从而大大降低患者的康复质量；疼痛可能严重影响患者睡眠，进而带来一系列问题；疼痛甚至还会影响免疫系统，进一步影响患者的生活质量。因此，疼痛本身也需要治疗，而不能"忍一忍就过去了"。

麻醉医师是疼痛诊断与治疗的主力军。椎管内分娩镇痛为产妇缓解分娩疼痛，镇痛药物的合理运用提高癌性疼痛患者的生活质量，围手术期疼痛管理为加速患者康复助力，门诊神经阻滞的开展为许多慢性疼痛的治疗带来了新的方案。疼痛的病因多样、机制复杂，攻克疼痛尚任重道远，许多麻醉医师、麻醉学者也在疼痛机制的阐明、疼痛治疗方法的更新中做出了重要贡献。

（黄　三　撰稿；孙　申、李　茜　审核）

61 | 慢性疼痛为什么被称作"不死的癌症"？

疼痛是所有疾病中最常见的症状之一，已成为继心脑血管疾病和肿瘤之后的第三大健康问题，为患者带来巨大的痛苦，严重影响着人们的健康和生活。所谓疼痛，是一种复杂的生理和心理活动。它包括伤害性刺激作用于人体所引起的疼痛感觉，以及人体对伤害性刺激的疼痛反应，包括运动反应和内脏反应，并伴随强烈的情感和情绪。如果持续的疼痛连续出现3个月以上，就是慢性疼痛，常被人们称作"不死的癌症"。说它"不死"，是因为它一般不会影响患者的生存，但会严重影响患者的生活质量、学习和工作效率。说它是"癌症"，是因为它让人们恐惧、害怕，同时又异常顽固，难以治愈。

国际疼痛学会（International Association for the Study of Pain，IASP）的数据表明，全世界约有 15 亿人遭受着慢性疼痛的困扰，国外慢性疼痛的发病率为 8.7%～42.0%，且女性高于男性，老年人则超过 50.0%。我国的慢性疼痛患者超过 3 亿人，并且每年以 2000 万人的速度增长。然而，人们对于疼痛疾病的知晓率仅有 14.3%，就诊率不足 60%。IASP 从 2004 年起，将每年 10 月份的第 3 个星期一定为"世界镇痛日"（Global Day Against Pain），旨在提高全社会对疼痛的关注。

疼痛是人体受到伤害的一种警告。急性疼痛可引起一系列防御性保护反应；而对于慢性疼痛，人体将忍受其长期的折磨。疼痛是一种主观感觉，也是有害因素侵袭身体的信号；疼痛与发热一样，是提示人体生病的示警信号。然而，一旦疼痛长期、反复、持续发作，向慢性进展，将失去示警的意义，这时的疼痛本身就演变成一种疾病。常见的疼痛包括头痛、颈肩痛、腰腿痛、关节痛、带状疱疹神经痛、三叉神经痛、风湿痛、癌性疼痛等。

WHO 将疼痛等级分为：0 度，不痛；Ⅰ 度，轻度痛，为间歇痛，可不用药；Ⅱ 度，中度痛，为持续痛，影响休息，需用镇痛药；Ⅲ 度，重度痛，为持续痛，不用药无法缓解疼痛；Ⅳ 度，严重痛，为持续剧痛伴血压、脉搏等变化。

（卢海洋　撰稿；王保国　审核）

62 | 常见的慢性疼痛有哪些？

慢性疼痛会严重干扰患者的日常生活。在慢性疼痛综合征中，疼痛可以是唯一的或主要的主诉，需要特殊的治疗和护理。WHO于2018年重新修订国际疾病分类（ICD-11），将慢性疼痛定义为持续或反复发作超过3个月的疼痛，并将其分为慢性原发性疼痛、慢性癌症相关性疼痛、慢性术后或创伤后疼痛、慢性神经病理性疼痛、慢性继发性内脏痛、慢性继发头痛或口面部疼痛，以及慢性继发性肌肉骨骼疼痛7个亚组。具体如下。

（1）慢性原发性疼痛：1个或多个解剖区域的疼痛，持续或复发超过3个月，并伴有明显的情绪困扰或功能障碍（干扰到日常生活及参与的社会角色），并且不能用另一种慢性疼痛状况更好地解释，此处将其首次定义为慢性疼痛综合征。该类别的诊断可细分为慢性广泛性疼痛（如纤维肌痛）、复杂区域疼痛综合征、慢性原发性头痛和口面部疼痛（如慢性偏头痛或颞下颌紊乱）、慢性原发性内脏疼痛（如肠易激综合征）和慢性原发性肌肉骨骼疼痛（如非特异性腰痛）。

（2）慢性癌症相关性疼痛：由癌症本身（原发性肿瘤或转移性肿瘤）或治疗（手术、放疗和化疗）引起的疼痛。疼痛是癌症及其并发症的一种常见且使人衰弱的伴随症状。慢性疼痛综合征在癌症长期幸存者中普遍存在，这些慢性继发性疼痛综合征包括神经性疼痛和肌肉骨骼疼痛。

（3）慢性术后或创伤后疼痛：手术或其他创伤后持续超过3个月的疼痛。此类疼痛通常为神经性。

（4）慢性神经病理性疼痛：机体感觉神经系统损伤或疾病引起的疼痛。此类疼痛通常在受损神经系统结构在体表现的神经支配区域内被感知（投射疼痛）。神经性疼痛可能是自发的，也可能是由感觉刺激（痛觉过敏和异常性疼痛）引起的。慢性神经性疼痛可分为慢性外周神经性疼痛和慢性中枢神经性疼痛。神经性疼痛的诊断需要有神经系统损伤史，如卒中、神经外伤或糖尿病性神经病变，以及疼痛在神经解剖学上的合理分布。感觉功能丧失（阴性感觉征象）或疼痛感觉异常（阳性感觉征象）必须与受损神经结构的神经支配区域相对应。

（5）慢性继发性内脏痛：持续性或复发性疼痛，起源于头颈部和胸腔、腹腔和盆腔的内脏器官。疼痛通常在体壁的躯体组织（皮肤、皮下和肌肉）中被感觉到，这些区域与症状起源的内脏器官接受相同的感觉神经支配（指内脏痛）。根据主要的潜在机制，即机械因素（如牵引和阻塞）、血管机制（缺血和血栓形成）或持续炎症。

（6）慢性继发头痛或口面部疼痛：包括所有潜在病因的头痛和口面部疼痛疾病。这种疼痛在3个月或更长时间内有1/2

以上的天数发作，每天疼痛至少持续 2h，如慢性牙痛、三叉神经痛、慢性口面部神经病理性疼痛、慢性继发性颞下颌关节紊乱引起的头痛或口面部疼痛、慢性继发性颞下颌关节紊乱疼痛、头颅外伤后持续性头痛等。

（7）慢性继发性肌肉骨骼疼痛：作为直接影响骨骼、关节、肌肉或相关软组织的疾病过程的一部分而出现的持续或复发性疼痛。疼痛可能是自发的，也可能是运动引起的。这一类别仅限于伤害性疼痛，不包括可能在肌肉骨骼组织中被感知但并非由肌肉骨骼组织引起的疼痛，如压迫性神经病变疼痛或躯体相关疼痛。这一类别的诊断实体根据主要的潜在机制进行细分，即感染性、自身免疫性或代谢性病因的持续炎症（如类风湿关节炎），影响骨骼、关节、肌腱或肌肉的结构变化（如症状性骨关节病），或继发于运动神经系统疾病的慢性肌肉骨骼疼痛（如脊髓损伤后的痉挛或帕金森病的僵硬）。

（海克蓉　撰稿；卢海洋、王保国　审核）

63 | 麻醉门诊和疼痛门诊分别做什么工作？

目前，国内的麻醉门诊分为麻醉评估门诊和麻醉治疗门诊，前者主要对拟行麻醉的患者进行麻醉前评估，后者主要是对一些严重失眠、药物成瘾患者进行专业的治疗。早在 2019 年,《国家卫生健康委办公厅关于印发麻醉科医疗服务能力建设指南(试行)的通知》(国卫办医函〔2019〕884 号)中明确要求各级医院应开设麻醉门诊,负责麻醉前评估、准备、预约和咨询,以及出院后的麻醉相关情况随访和麻醉相关并发症的诊疗。

疼痛门诊源于疼痛学,是一个逐渐发展壮大的学科。"慢性疼痛是一类疾病",几乎所有疾病都与疼痛症状有所关联,解决疼痛问题也是人类医学一直追求的终极目标。疼痛问题的研究和进展直接影响现代医学领域中外科学的发展。目前,许多医院都设置了疼痛门诊,许多疼痛疾病都可在疼痛门诊得到及时有效的治疗,如颈椎病、腰椎间盘突出、肩周炎、膝关节炎等。

麻醉门诊和疼痛门诊的分工不同。目前,国家要求三甲医院必须设置麻醉门诊,麻醉门诊的主要任务是院前麻醉的评估,通俗来说就是评估需要麻醉手术的患者是否适合做麻醉,并且对一些麻醉前的注意事项进行告知,以最大程度地降低麻醉风险。疼痛门诊主要是对疼痛疾病的诊断和治疗。麻醉和疼痛有一些专业的相通性,早期的疼痛医师是从麻醉医师转行过来的,甚至有些医院的疼痛门诊和麻醉门诊就设置在一起。因此,也许有些患者会看到刚为其做完麻醉评估的大夫又来为其治疗颈椎病。

(张　杰、李军祥　撰稿;卢海洋、孙　申　审核)

64 | 疼痛程度如何评估？

2000 年，WHO 提出"慢性疼痛是一类疾病"，并将疼痛作为继体温、脉搏、呼吸、血压之后的第五大生命体征。患者在手术前后的所有不适症状中，排名前三的主诉分别是疼痛（66%～73%）、恶心呕吐（30%～80%）和低体温（39%～45%）。从概念上讲，疼痛是一种与实际或潜在组织损伤相关的不愉快感觉与主观情绪体验，是临床上最常见的症状。具体来说，疼痛是伴或不伴有病理基础的主观体验，会受疾病状态、心理情况、个人阅历和社会背景等多方面因素的影响，并且不同个体对不同部位的疼痛耐受度和阈值是不同的。术前病理性疼痛和术后切口痛是围手术期主要的疼痛原因，加上因患病而来的不愉快体验，会加重患者对于疼痛的不良情绪。

对于疼痛的评估，除疼痛的开始时间、持续时间、疼痛部位、有无放射、加重或缓解因素等外，正确客观地评估疼痛程度也是临床医师必不可少的一项基本功，是疾病诊断和治疗实施的重要一环。根据疼痛程度，疼痛被分为轻度（程度很轻或仅有隐痛）、中度（较剧烈，如切割痛或灼烧感）和重度（难以忍受，如绞痛）。目前常用的疼痛评估方法包括自评量表评估法、行为测试和生理测量等，其中自评量表评估法是最便捷且价格最低廉的评估手段，被认为是疼痛评估的"金标准"。医护人员通过简单培训就可辅助患者进行自评，这对患者疼痛监控和治疗至关重要。

2020年，《中华疼痛学杂志》发布《疼痛评估量表应用的中国专家共识（2020版）》，该指南总结了中国临床科研常用的14种量表，包括单维度疼痛量表、多维度疼痛综合评估量表、神经病理性疼痛筛查专用量表三大类。其中，视觉模拟评分法（visual analog scale，VAS）是最常用的一种疼痛强度的单维度测量评估工具，包括其延伸的数字分级评分法（numerical rating scale，NRS）、面部表情疼痛评估法（face pain scale revision，FPS-R）、5点语言分级评分法（verbal rating scale 5，VRS-5）和颜色法等，如图1所示。

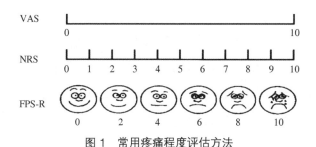

图1　常用疼痛程度评估方法

疼痛评估量表由一条带有数字或笑脸的10cm直线组成，0或笑脸代表无痛，10或流泪哭脸代表最痛，疼痛强度随数字和面容难受程度增加而增加。评分标准为：0分为无痛，无任何疼痛感觉；1～3分为轻度疼痛，不影响工作和生活；4～6分为中度疼痛，影响工作，不影响生活；7～10分为重度疼痛，疼痛剧烈，影响工作和生活。该量表有一定局限性，其仅适用于成年人，对新生儿或认知功能障碍者则不适用。《中国新生儿疼痛管理循证指南（2023年）》建议首选中文版新生儿疼痛、躁动及镇静评估量表（neonatal pain, agitation and sedation scale，N-PASS）评估足月儿和早产儿的疼痛程度，这也是目前适用范围最广的新生儿疼痛评估量表。

（熊　伟　撰稿；孙　申、李　茜　审核）

65 | 我特别害怕麻醉醒来时痛苦，有什么办法能缓解吗？

手术结束后，在全身麻醉苏醒时，随着麻醉药物的代谢，部分患者可能存在疼痛、不适感或难受，包括手术伤口疼痛、内脏痛、气管内导管刺激、咽喉不适、口渴口干、头晕、尿管刺激等，甚至有过冷或过热的感觉。

在麻醉苏醒期，随着全身麻醉药物效应的下降，中枢神经系统逐渐恢复，可能会产生疼痛感。这种现象通常为正常现象，如果疼痛感不强烈，一般无须特殊治疗。如果患者麻醉前就对疼痛感到恐惧，可以给予术后镇痛泵，可大大减少手术后的疼痛。静脉镇痛泵较为常用，其不良反应小，起效快，还可自如按下加药按钮，以迅速缓解手术部位疼痛。气管内导管未拔除可能引起患者呛咳，这时麻醉医师和护士会在评估患者清醒程度、意识状态、呼吸情况和肌力恢复情况等方面后，及时拔除导管或让患者再睡一会儿。如果患者咽喉肿痛，可在医师指导下对症处理。对于症状较轻者，可使用喷雾或含漱药物，其含有的西药成分有复方硼砂溶液、呋喃西林溶液等，通常可以缓解。如果患者咽喉的症状较重，也可遵医嘱使用抗生素类药物进行治疗，如阿奇霉素、罗红霉素等、左氧氟沙星等。如果是其他情况引起的不适，麻醉医师和护士会及时与患者进行沟通，说出不适情况，麻醉医师和护士会尽快进行对症处理。注意在此期间尽量不要乱动，以免引起不必要的损伤。

（何光庭　撰稿；卢海洋　审核）

66 | 什么是术后镇痛泵？

镇痛泵（analgesia pump）是一个可以控制药物输注速度的小仪器，主要分为静脉镇痛泵、椎管内镇痛泵和神经阻滞镇痛泵。其一端连接液体输注装置，内含麻醉医师配制的镇痛药物；另一端连接患者，进行药物输注。可以连接静脉输液管路，也可以连接神经根部或硬膜外导管。镇痛泵里的药物会缓慢、持续地输注给患者，保证一个较小剂量的基础镇痛。有的镇痛泵上还带有一个控制手柄，当患者感到疼痛时，可以按压手柄上的按钮，自行控制、增加镇痛泵输注的镇痛药物剂量，以满足不同的镇痛需求。术后镇痛泵的应用主要有以下好处。

（1）减轻患者术后伤口疼痛。疼痛减轻了，紧张消除了，焦虑缓解了，患者的心情也会变好，睡眠质量和食欲都可以得到改善，从而有利于机体的恢复。

（2）缓解因疼痛导致的不愿深呼吸和咳嗽等现象，改善呼吸，促进排痰，减少肺部感染，同时减少术后坠积性肺炎的发生。

（3）减轻手术部位疼痛，促使患者早日下床活动，早期进行功能锻炼，降低较长时间卧床导致的深静脉血栓形成的风险。

（4）减弱伤害性刺激反应，抑制交感神经过度兴奋，平衡内分泌和激素水平。

（5）减少术后并发症，促进伤口愈合，加速术后康复，减少住院时间和花费。

（卢　俊　撰稿；孙　申、卢海洋　审核）

67 什么是多模式镇痛？哪些疼痛可以采用多模式镇痛？

多模式镇痛（multimodal analgesia）是将多种不同作用机制的镇痛药物和方法联合应用，使其发挥最佳镇痛效应，并减少由单种药物或方法引起的不良反应的有效镇痛策略。其根据疼痛种类和来源进行镇痛治疗，联合应用 2 种以上药物或方法，充分发挥镇痛效应，减少单种药物用量，减少不良反应。镇痛药物主要包括阿片类药物、非甾体抗炎药、对乙酰氨基酚、局部麻醉药及辅助镇痛药等，镇痛方式主要有口服、静脉、神经阻滞、鞘内注射及患者自控镇痛等。

多模式镇痛不仅针对慢性疼痛，也广泛应用于术后镇痛，以减轻术后急性疼痛，加速患者康复，提高恢复质量，有效减少急性疼痛转化成慢性疼痛的概率。另外，多模式镇痛也多用于癌性疼痛的治疗。

（程　丹　撰稿；孙　申、戴中亮　审核）

68 | 癌性疼痛可以打"麻醉针"吗？常用哪些麻醉药？

癌性疼痛通常是癌症晚期患者最常见的临床症状（60%～80%），也是造成癌症晚期患者痛苦的主要原因之一，其中1/3 的患者为重度疼痛。癌性疼痛可以通过麻醉来缓解，但需要根据患者病情采取口服、外用、肌内注射、静脉输注等方式，选择应用不同种类、不同强度的镇痛药物，进行对症镇痛治疗。临床医师会对患者病情及癌性疼痛情况做出评估，根据患者不同的疼痛情况，不同用药途径，个体化选择药物，通过"三阶梯疗法"的治疗模式，结合病情变化适时调整药物剂量，缓解癌性疼痛对患者的影响，改善患者的生活质量。

　　"三阶梯疗法"中使用的药物分别是：第一阶梯，阿司匹林、布洛芬、对乙酰氨基酚等非甾体类药物；第二阶梯，可待因、曲马多等弱阿片类药物；第三阶梯，吗啡、羟考酮、芬太尼等强阿片类药物。阿片类药物通常通过药物滴定的方法，结合病情变化适时调整药物剂量。对于初次使用阿片类药物滴定法进行镇痛的患者，以短效吗啡滴定法最为经典。该方法需要结合滴定剂量来密切观察疼痛程度、疗效及药物不良反应。在实际临床应用中，因评估和给药频繁、药物换算烦琐、滴定周期长、患者体验较差等缺点，增加了滴定法的推广难度。缓释阿片类药物进行滴定的方法，以盐酸羟考酮缓释片背景滴定法的应用最广泛，但目前国内对于应用缓释药物为背景进行滴定的具体方法尚未达成共识。

（赵　鹏　撰稿；卢海洋　审核）

69　阿片类药物的作用和不良反应有哪些?

　　阿片类药物是治疗中至重度疼痛的基石，是对疼痛患者进行治疗和围手术期管理的重要药物。包括吗啡、可待因、哌替啶、芬太尼等在内的阿片类药物，至今尚无任何药物能完全替代其独特作用。阿片类药物与中枢神经的阿片受体特异性结合，不仅有效阻断疼痛信号，产生镇痛作用，还兼备镇静、缓解精神压力、促进睡眠等多重功效。规范管理阿片类药物并合理用药，可不断发挥其优势，有效推动舒适化医疗的发展。

（1）阿片类药物的作用优势

1）高效镇痛：阿片类药物是治疗中至重度围手术期疼痛的首选药物，通常也是多模式镇痛方案中必不可少的药物之一。

2）优化药物剂量：与其他药理学类别的麻醉药物或辅助药物（如丙泊酚、苯二氮䓬类、吸入麻醉药等）联合使用时，阿片类药物有相加或协同作用，可明显减少其他药物的使用剂量。

3）精细调控自主神经反应：阿片类药物可减弱伤害性刺激引发的自主神经反应所导致的心动过速和高血压。

4）辅助气道管理：阿片类药物可作用于延髓的咳嗽中枢，显著抑制咳嗽和咽反射等强刺激反应，为实施气道操作（如喉镜检查、气管插管或纤维光学支气管镜操作等）创造有利条件。临床应用时需注意，芬太尼类药物一次应用剂量过大时，可导致患者肋间肌肉和膈肌强直，引发短暂的咳嗽。对于此不良反应，可采取缓慢输注（持续 30s 以上），或者同时使用利多卡因、丙泊酚、N- 甲基 -D- 天冬氨酸（N-methyl-D-aspartate，NMDA）受体拮抗药、α_2 受体激动药或 β_2 受体激动药等方法处理。

5）增强静脉给药的耐受性：阿片类药物可减轻静脉注射镇静催眠药及其他药物（如丙泊酚、依托咪酯、罗库溴铵）引起的疼痛，尤其在与局部麻醉药联合使用时，可显著提升患者的接受度和舒适度。

（2）阿片类药物相关不良反应：阿片类药物相关不良事件具有剂量依赖性，因此，可采用多模式镇痛低阿片方案来减少阿片类药物的需求量；结合使用非阿片类镇痛药，如对乙酰氨基酚、非甾体抗炎药（nonsteroidal anti-inflammatory drug，NSAID）或环氧合酶-2（cyclooxygenase-2，COX-2）特异性抑制药；使用具有镇痛作用的辅助药（如地塞米松、氯胺酮）等多种镇痛药物的方法，通过药物间的互补作用，增强镇痛效果，同时减少单一药物的剂量及其导致的不良反应，改善患者的生活质量和治疗满意度。

1）低血压：以标准剂量或与其他药物联合使用时，可能会加重患者的低血压，特别是对于血流动力学不稳定的患者。

2）呼吸抑制或暂停：呼吸抑制是阿片类药物最严重的不良反应。阿片类药物通过 μ 受体抑制脑干的呼吸中枢，降低呼吸中枢对 CO_2 张力的敏感性，降低意识水平及降低声门上气道的肌张力并引起上呼吸道梗阻，从而导致患者呼吸功能受损。术后呼吸抑制常发生于具有高危因素的患者，包括年龄较大、肥胖、阻塞性睡眠呼吸暂停综合征、肾功能受损、基础心肺疾病（如慢性心力衰竭）、男性或阿片类药物不耐受的患者。

3）嗜睡或过度镇静：应在监护及医护人员看护下使用。

4）高碳酸血症：如果通气不足引起高碳酸血症，患者颅内压会增高。因此，对于自主呼吸的脑损伤患者，在给予阿片类药物时要密切监测其通气情况。

5）心动过缓：大剂量应用阿片类药物时可发生重度心动过缓。使用 β 受体激动药（麻黄碱 5~10mg）或抗胆碱药（格隆溴铵 0.2mg/ 次，可重复给药，最大总剂量为 1.0mg；或小剂量阿托品 0.2mg/ 次，可重复给药），通常可使患者充分恢复心率。

6）胸壁和骨骼肌强直：阿片类药物的注射剂量和注射速度会影响肌肉强直发生的可能性及严重程度，通常发生在亲脂性阿片类药物中，如瑞芬太尼、芬太尼、阿芬太尼或舒芬太尼。

7）术后苏醒延迟或谵妄：阿片类药物可引起谵妄发生或持续存在。通常可尝试减少剂量（如剂量减少 25%~50%），评价其是否会造成疼痛加重；也可改用其他阿片类药物（即阿片类药物轮换），或联合给予抗精神病药来对症治疗。

8）术后恶心呕吐：围手术期使用阿片类药物后，患者常会并发恶心，症状大多在 4~7 天可自行缓解，持续性恶心不常见。发生持续性恶心时，通常合并其他不太典型的胃肠道症状，包括口干、反流、厌食、早饱和腹胀。

9）术后瘙痒：若仅在术中静脉给予芬太尼或瑞芬太尼，术后瘙痒较少发生。在治疗方面，可给予抗组胺药或使用小剂量阿片拮抗药纳洛酮。

10）术后尿潴留：这种情况更常见于男性，通常可能由膀胱壁张力减弱和尿道内括约肌收缩增加共同导致。

11）术后肠麻痹和便秘：便秘是最常见且不可耐受的不良反应，可能需要使用轻泻药或软便药预防或治疗；此外，大量饮水也很重要。

12）耐受性和痛觉过敏：长期或每天大剂量使用阿片类药物的患者易产生耐受性，这种现象会导致阿片类药物的作用逐渐减弱。阿片类药物诱发的痛觉过敏的特征是对伤害性感受敏感，尤其对疼痛刺激敏感，这些现象均可能加重术后疼痛。因此，围手术期采用多模式镇痛低阿片化方案，已成为减少该问题及其他阿片类药物相关不良反应的标准方法。

13）药物成瘾：长期使用阿片类药物可导致依赖或成瘾。连续数天定期使用大剂量阿片类药物的患者，在突然停药时可能会出现不适症状，称为戒断症状，包括胃痛、腹泻或震颤。有毒品或酒精使用问题的患者，这些症状的发生风险更高。长期临床实践证明，阿片类药物以镇痛为目的，在常规剂量规范化使用的情况下，疼痛患者出现成瘾现象极为罕见。在长期服用吗啡和其他阿片类药物的患者中，成瘾患者分别只占0.029%和0.033%。如需长期使用该类药物，建议咨询临床医师。

阿片类药物具有双面性，既有作为疼痛管理重要工具的价值，也无法回避其潜在的风险与局限。针对阿片类药物的使用，应坚持个体化原则，严格遵循医嘱，必要时咨询疼痛管理专家，确保在保证镇痛效果的同时，为临床实践提供科学、实用的指导，将潜在风险降至最低。

（武昊天　撰稿；李　茜、卢海洋　审核）

70 面部三叉神经痛能治愈吗？

面部三叉神经痛是最常见的脑神经疾病，指一种局限在三叉神经支配区域内的、反复发作的、短暂性的阵发性剧痛，发作时伴有电击样、撕裂样剧痛，没有传染性和遗传性。《三国演义》中有一段情景，曹操可能受困于三叉神经痛，华佗认为，曹操的病要全部治好且不再重犯，则需要先饮"麻沸散"以麻痹脑部，然后用利斧砍开脑袋，取出"风涎"，这样才可能去掉病根。这里就提到了治疗三叉神经痛一种方法，即外科手术。在目前的医疗条件下，93%～95%的三叉神经痛患者可以治愈。治疗的方法主要是药物、射频和外科手术。

三叉神经痛首选药物治疗，可减轻疼痛或在一段时间内消除疼痛。但药物治疗的个体差异大，且治疗一段时间后可能出现疗效减退，或者出现药物不良反应。射频治疗三叉神经痛效果确切，可使患者在一段时间内不会感觉到疼痛，适用于年老体衰、有系统性疾病、不能耐受手术的患者，但有10%～20%的患者可能在5年内复发。外科手术即显微血管减压术是可以彻底治愈三叉神经痛的方法。压迫三叉神经的血管称为"责任血管",责任血管可以是一支也可以是多支,可以是动脉也可以是静脉。将责任血管与三叉神经分离,使之不再压迫神经,这就是减压术,这是唯一能够有效根治三叉神经痛的办法,也是目前广泛应用的安全有效的手术方法。

(陈柯宇　撰稿;海克蓉　审核)

71 | 带状疱疹后神经痛能根治吗?

带状疱疹后神经痛通常是由水痘 – 带状疱疹病毒引起的带状疱疹感染的并发症。神经痛是带状疱疹的一种常见且持续的并发症,可能会在带状疱疹的皮疹愈合后数周或数月内持续存在。目前,带状疱疹后神经痛的治疗侧重于缓解疼痛和改善患者的生活质量,但并无特定的根治方法。以下是一些可能的治疗选择。

(1)药物治疗:包括抗病毒药物(用于控制病毒复制,如更昔洛韦、阿昔洛韦、伐昔洛韦等)、镇痛药(如阿司匹林、布洛芬、麻醉药)、抗抑郁药(有时用于控制神经痛)及抗癫痫药(如卡马西平)。

(2)物理治疗:可能有助于缓解疼痛,提高患者的运动功能。

(3)神经阻滞和注射治疗:包括椎旁神经阻滞、肋间神经阻滞等依托局部麻醉药物的注射，以减轻疼痛。

（4）针刺治疗：通过小针刀、微针肌筋膜调控、颊针等针刺手段，按疗程治疗疼痛区域，减轻疼痛。

（5）心理治疗：在一些情况下，心理治疗、生物反馈或其他非药物治疗方法可能对缓解神经痛的症状有帮助。

（6）介入治疗：目前可以进行射频或等离子微创手术，对疼痛支配区域的对应神经根行毁损术，或植入电极片进行神经电生理调控。

虽然以上治疗方法可以帮助缓解带状疱疹后神经痛的症状，但很遗憾，目前仍无对其特效的根治性方法。早期治疗可能有助于减轻后遗神经痛的严重程度。水痘-带状疱疹病毒感染后，应该保持健康的生活方式，坚持运动锻炼，注意个人卫生，提高机体抵抗力，以预防带状疱疹后症神经痛的发生。

（李　茜　撰稿；海克蓉　审核）

第五章　麻醉与治疗

72 | 什么是麻醉治疗学？

麻醉治疗学是近年出现的一门新兴学科，是指通过运用麻醉药物、方法、技术和理念来治疗慢性难治性疾病，以达到治愈或长期稳定的目的。

麻醉治疗可以治疗哪些疾病呢？麻醉治疗最为熟知的内容包括急慢性疼痛的治疗、重症监测治疗及药物依赖的戒断治疗。除此之外，麻醉治疗在其他复杂疾病中也有广泛应用，如顽固性失眠、银屑病（俗称"牛皮癣"）、肌萎缩侧索硬化（俗称"渐冻症"）、微循环障碍疾病、交感神经功能障碍等疾病。另外，麻醉治疗还包括青春期痤疮、偏头痛、偏瘫、孤独症（又称"自闭症"）、顽固性呃逆，甚至是新型冠状病毒感染的治疗。

2019 年，《国家卫生健康委办公厅关于印发麻醉科医疗服务能力建设指南（试行）的通知》（国卫办医函〔2019〕884号）中明确指出，麻醉科提供包括麻醉治疗和 / 或临终关怀等相关医疗服务内容；同时指出，有条件的医院在麻醉治疗门诊或专科病房内开展麻醉治疗、临终关怀等医疗服务。具体麻醉治疗的范畴包括顽固性失眠、严重药物依赖、免疫性疾病、其他难治性疾病、癌性疼痛，以及临终关怀等。

总之，麻醉治疗学为一些疾病的治疗提供新型的有效手段和治疗方法，也促使麻醉医师从"幕后"走向"前台"。

（程　丹　撰稿；海克蓉　审核）

73 什么是氧疗？

氧疗，即氧气治疗，是一种利用纯氧或含有高浓度氧气的混合气体，通过不同的途径供给患者，以提高其体内血氧含量和血氧饱和度的治疗方法。这种治疗通常用于处理各种与氧供应不足有关的疾病或情况。氧疗的主要方法包括以下几种。

（1）吸入氧气：患者通过面罩、鼻导管或其他适当的设备吸入纯氧或含有高浓度氧气的混合气体，以增加气道中氧气的浓度，提高血液中的氧分压，从而改善组织的氧供应。

（2）氧流量和浓度控制：氧疗的效果可通过调节氧流量、氧浓度和吸入时间来控制。医护人员会根据患者的具体情况和需要进行调整，以确保达到适当的治疗效果。

（3）微压氧疗：在一些情况下，使用微压氧系统将氧气输送到微循环系统，以提高动脉血氧分压和血氧饱和度水平。微压氧疗常用于处理呼吸系统疾病、心血管疾病、外伤、手术后恢复，以及其他导致缺氧的病症。

氧疗有诸多好处，但需要在医师的指导下进行，以确保安全性和有效性。应经常清洁消毒管道设备，避免发生感染；严格遵循吸氧浓度和时间，避免吸氧过量（氧中毒）；密切关注呼吸性碱中毒、气胸、发热等不良反应。

（李　茜　撰稿；海克蓉　审核）

74 做胃肠镜、支气管镜诊疗，需要麻醉吗？

做胃肠镜、气管镜诊疗当然需要麻醉！比起不用麻醉药物或使用局部麻醉药的方法，无痛胃肠镜和气管镜有以下好处。

（1）痛苦小：麻醉状态下进行胃镜、肠镜、气管镜检查时，患者处于睡眠状态，几乎没有记忆，检查或治疗过程中也没有感觉和不适感。特别对于情绪紧张的患者，麻醉可以消除其紧张情绪。

（2）创伤小：麻醉状态下，一些小的出血、息肉、溃疡等可以毫无知觉地进行内镜下微创切除，让患者免受创伤之苦。如果不进行麻醉，这些治疗会明显延长检查时间，患者通常难以坚持。

（3）更精准：患者在麻醉状态下，身体不会运动，也不会发出声音，肢体更加舒适，胃肠道的皱襞也更舒展，配合度会更好。医师在操作时不用担心患者出现恶心、呛咳等情况干扰，可集中精力、从容诊治，大大降低误诊率和漏诊率，提高诊治的准确性。

（4）更关爱：接受无痛内镜检查的患者，有麻醉医师近在咫尺的精心守护，时刻关注着其压、心率、血氧及疼痛反应等指标，以保证患者的生命安全，直到患者完全苏醒。

（5）更利于普查：早期的胃镜、肠镜、气管镜等侵入性检查都是在患者清醒状态下进行。虽然胃肠道、气管等组织的疼痛感不明显，但患者会对检查过程中的牵拉、张力、反射刺激等产生严重不适。因此，如果在检查时保持清醒，即使内镜细长柔软，但随着镜体进入人体，患者的恶心、呕吐、胀痛不适感明显增强，甚至每分每秒都成了煎熬。这也是很多做过一次普通内镜检查的患者通常不愿接受第二次检查的主要原因。胃肠镜检查是目前消化道癌症检查的首选方法。很多消化道早期肿瘤无明显的外在症状，而消化内镜检查可有效进行早期评估。我国食管癌、胃癌、结直肠癌占所有恶性肿瘤的50%，但早期发现率只有10%，大部分胃癌患者在发现时已到晚期。无痛内镜的应用，有利于早筛查、早发现、早治愈，也为畏惧疼痛、对内镜望而却步的人解决了实际问题。

随着现代医学的进步和生活水平的提高，患者需要享受更舒适、更安全、有温度、有尊严的医疗，"舒适化医疗"的理念应运而生。在先进的现代化医院里，不仅胃镜、肠镜检查无须忍受不必要的痛苦，如分娩、人工流产术、介入手术等多种医疗过程，甚至儿童进行某些穿刺或检查，都可应用麻醉方法使之舒适、无痛地进行。自 20 世纪 90 年代起，美国、英国等已普遍开展无痛胃肠镜诊疗，许多发达国家早已将其作为临床常规操作。我国的无痛胃肠镜检查也于 2000 年以后开始逐渐广泛应用。一个现代化的医院应该是"无痛医院"，内镜检查无痛化是我国经济发展、社会进步、麻醉学科发展的必由之路。

此外，部分患者可能担心麻醉药物会对身体产生不良影响，其实比起疼痛引起的身心创伤，麻醉药物带来的影响不值一提。而且无痛诊疗使用的是短时间、低剂量、代谢迅速的麻醉药物，其不良反应更加微乎其微。

（李玉兰　撰稿；卢海洋　审核）

75 | 麻醉与自然睡眠是一样的吗？

麻醉与自然睡眠有一定相似之处，但麻醉不等同于自然睡眠。人的一生有 1/3 的时间在睡眠中度过，睡眠是人们与生俱来的生理功能，也是人类生存必需的。自然睡眠是一个意识暂停的自然周期，身体各项功能在睡眠期间得以修复。睡眠不是一个简单的电生理现象，在睡眠的不同阶段，大脑的活动截然不同。

人类的睡眠分为 2 个阶段，即快速眼动（rapid eye movement，REM）睡眠和非快速眼动（non-REM，NREM）睡眠，大部分时间属于 NREM 睡眠，且 2 个阶段具有不同的特点。在 REM 睡眠期，会出现张力缺失、周期性肌肉运动及生动的梦境，其他特点还包括明显不规则的呼吸和心率，以及阴茎的勃起。NREM 睡眠与肌张力强弱变化、体温下降、心率减慢相关。此外，与清醒期相比，NREM 睡眠时脑电图频率降低、振幅增大，至 NREM 睡眠的更深阶段慢波出现，故 NREM 睡眠又称慢波睡眠。

麻醉是采用麻醉/镇静药物让患者的意识水平从完全清醒状态逐渐下降至完全失去对外界刺激的反应。尽管麻醉与自然睡眠有许多共同的特点，但是两者之间仍存在很多差别。例如：①睡眠可以自然发生和终止，可以自我平衡；②伤害性刺激可以迅速终止睡眠；③麻醉并无自然睡眠过程中明显的分期。此外，功能影像学研究提示，进入麻醉状态和觉醒-睡眠转化有着根本区别。

（李军祥　撰稿；海克蓉　审核）

76 | 听说有麻醉睡眠门诊，可以治疗顽固性失眠吗？

随着现代麻醉技术的不断进步，麻醉医师涉及的领域也越来越多，麻醉睡眠门诊便是其中之一。麻醉睡眠门诊通常采用多模式联合诊疗方法治疗顽固性失眠。通过静脉麻醉药（如丙泊酚）诱导患者入睡，消除大脑功能兴奋活跃状态，再通过星状神经节阻滞等一些手段来改善大脑微循环、营养神经、改善神经元突触可塑性、调整生理性睡眠周期、调控交感/副交感功能平衡，以达到治疗失眠的目的。因此，麻醉睡眠门诊可以治疗顽固性失眠。与传统的药物治疗相比，麻醉医师采用的综合性治疗方式对顽固性失眠的治疗效果确切，且无记忆力减退和药物依赖等不良反应。

（李军祥　撰稿；海克蓉　审核）

77 做麻醉下磁共振成像检查时需要注意什么？

麻醉下的磁共振成像（magnetic resonance imaging，MRI）检查属于舒适化医疗项目。MRI检查的要求条件较高，检查期间需要绝对制动，但部分患者可能因疾病和自身因素不能配合完成检查，如婴幼儿，或者幽闭恐惧症、心理和精神疾病患者等。因此，需要麻醉医师实施麻醉镇静以协助完成检查。

在进行麻醉下MRI检查前需要对患者进行严格的麻醉会

诊。针对每一例患者，麻醉医师与患者、手术医师和放射技师交流，确定其是否存在高风险状况。如果患者存在上呼吸道感染、严重的心肺疾病等，则不可实施麻醉下 MRI 检查。此外，麻醉医师会根据患者的不同病情、状态、体重等选择合适的药物和剂量，并在检查过程中进行生命体征监护，以及及时、有效的呼吸支持和其他不良情况干预，保证患者的生命安全。麻醉下 MRI 检查严格按照麻醉流程进行，麻醉后有专人对患者进行看护，达到苏醒标准后才能安全返回病房继续监测。

有麻醉医师参与的 MRI 检查，既可以帮助患者尽快诊断、尽早治疗，也可让患者享受舒适化的诊疗服务，为患者提供一种全新的检查体验。

（戴中亮　撰稿；海克蓉　审核）

78 | 麻醉可以治疗银屑病（牛皮癣）吗？

银屑病（俗称"牛皮癣"）是一种自身免疫系统疾病，并不是人们误认为的真菌感染。银屑病的病程较长且有易复发倾向，有的患者几乎终身不愈，对患者的身体健康和精神状况影响较大。银屑病的临床表现以红斑，鳞屑为主，全身均可发病，以头皮、四肢伸侧较为常见。其可发生于各年龄段，男女患病率相近，约 2/3 的患者在 40 岁以前发病，大部分患者冬重夏轻（冬季复发或加重，夏季缓解）。此外，银屑病还具有北方高于南方、城市高于乡村、有遗传倾向等分布特点。银屑病有 4 种基本分型，包括寻常型（90% 以上）、脓疱型、红皮病型和关节病型。其中寻常型银屑病又分为点滴状银屑病、斑块状银屑病（85% 以上）、反向性银屑病。银屑病给患者的日常生活造成了较大困扰，患者迫切需求一种方法可以有效缓解症状。然而，目前皮肤科采用的所有局部和全身治疗方法均有一定的局限性，治疗效果欠佳，疾病复发率高。

老百姓都知道"打麻醉就不疼"的道理，但你知道麻醉还可以治疗银屑病吗？

麻醉治疗银屑病的方法目前有 2 种：①硬膜外阻滞，类似于剖宫产使用的麻醉方式；②丙泊酚联合东莨菪碱静脉麻醉治疗，类似于无痛胃肠镜使用的麻醉方式。这 2 种方法的作用机制在于通过麻醉药物或麻醉方法调节机体交感神经 / 副交感神经功能不平衡，减少机体过度的应激反应或超敏反应，从而抑制自身免疫反应，达到治疗效果。研究证明，硬膜外阻滞可以治愈 80% 以上的寻常型银屑病。早在 20 世纪 70 年代，我国麻醉医师刘刚就发现，曼陀罗（主要成分东莨菪碱）和镇静药物联合使用的静脉麻醉可以使 87% 的银屑病患者的银屑病斑块完全消退。目前，临床上已有丙泊酚联合东莨菪碱静脉麻醉治疗顽固性银屑病患者的医学报道。因此，麻醉在银屑病治疗中具有较大前景，但仍需要进一步探索。

（戴中亮　撰稿；李　茜　审核）

79 | 麻醉可以治疗肌萎缩侧索硬化（渐冻症）吗？

　　肌萎缩侧索硬化（俗称"渐冻症"）最初的症状可能仅是一次肌肉抽搐或是一次肌肉酸痛，但其会逐渐剥夺患者对自己肌肉的控制，使患者逐渐瘫痪、失语，最终因呼吸肌无力、无法呼吸而不可避免地走向死亡。通常从发现患病到死亡的生存时间约为 36 个月，60% 的患者伴随出现认知功能障碍，15%的患者出现额颞叶痴呆。

　　肌萎缩侧索硬化是一种神经系统退行性疾病，通常中年起病，男性多于女性。人群发病率统计为每年（1.5～2.5）/10万，但其与恶性肿瘤、艾滋病、白血病及类风湿共列为"世界五大绝症"。1824 年，苏格兰医师查尔斯·贝尔对肌萎缩侧索硬化进行了最早的描述。1865 年，法国著名神经病学先驱让·马丁·沙尔科（Jean-Martin Charcot）首次提出肌萎缩侧索硬化的命名，描述了其对"渐冻人"的印象——"一位肌肉痉挛的患者，在其死后的病理检查中发现了位于皮质脊髓束的多发性硬化斑块"。

　　尽管肌萎缩侧索硬化已被发现并记录了近 200 年，但这么多年来人们仍对其束手无策。目前全球只有 4 款药物上市，且针对其疗效微乎其微。肌萎缩侧索硬化患者将经受十分痛苦的折磨，身体逐渐因运动神经元的进行性退化而出现肌肉无力、萎缩、肌束收缩、痉挛和反射亢进等。该病会影响患者生活中的方方面面，小到拧不开水瓶盖，大到生活无法自理，最终走向死亡。许多名人都因此而备受折磨。著名棒球运动员卢·格里格、物理学家斯蒂芬·威廉·霍金、意大利足球名将斯蒂法诺·博戈诺沃、动画海绵宝宝的创始人斯蒂芬·海伦伯格等均在肌萎缩侧索硬化的折磨中离世。

　　肌萎缩侧索硬化既有家族聚集性发病，也有无关联散发患者，被认为是与遗传、环境共同相关的疾病。自1993年发现第一个致病基因（*SOD*1基因）以来，人们已陆续发现30多个与该病有关的基因，这也从侧面反映了肌萎缩侧索硬化的复杂性。经过30多年的临床研究，近5年来，已有多种药物报道应用于肌萎缩侧索硬化的治疗。美国食品药品管理局（Food and Drug Administration，FDA）已批准利鲁唑和依达拉奉用于肌萎缩侧索硬化的症状缓解，我国也将这2种药物纳入医保。2022年5月12日，美国FDA还新批准了依达拉奉口服混悬剂用于临床延缓肌萎缩侧索硬化患者的身体功能下降。此外，干细胞疗法和基因疗法也给该病患者带来治疗的希望，但目前肌萎缩侧索硬化仍被视为不能治愈的疾病。对肌萎缩侧索硬化患者的治疗原则并不是以治愈为目的，而是通过各种临床手段，改善患者的生活质量，延缓疾病的进展。

对于肌萎缩侧索硬化，更强调多学科综合治疗。除内、外科医师及护理人员外，麻醉医师也越来越多地参与肌萎缩侧索硬化患者的治疗，这是因为麻醉医师对此类患者有着得天独厚的治疗优势。首先，随着病程的进展，此类患者可能面临着各类外科手术以延长生存期，包括胃造口、气道造口、膀胱造口、结肠造口等手术，但手术本身也有诱发呼吸衰竭和加重功能衰退的重大风险。因此，麻醉医师是不可或缺的重要角色，在临床麻醉减轻患者手术痛苦的同时，也要注意对患者呼吸功能的保护。围手术期肺部并发症在肌萎缩侧索硬化患者中十分常见，其发生原因有很多，包括肺不张、麻醉药的残留作用、镇痛药的不良反应、呼吸功能不全和呼吸道感染等，以及应激反应和炎症引起的潜在神经功能障碍，这些均是麻醉医师需要处理和避免的。对暂无有效治疗手段、以提高生活质量为主的患者，麻醉医师可通过多模式镇痛，最大程度地减轻疾病给患者带来的痛苦，改善其生活质量，延缓病情进展。

麻醉虽然不能直接治疗肌萎缩侧索硬化，但在麻醉医师的努力下，肌萎缩侧索硬化患者的后期生活质量可得到显著提高。并且在麻醉医师与其他医师的通力合作下，患者亦能在余下的时间有尊严地生活，甚至面对死亡。

（孙志鹏　撰稿；卢海洋、王保国　审核）

80 什么是"封闭针"？长期打"封闭针"对人体有害吗？

所谓的打"封闭针"，是一种治疗方法，是因身体局部组织出现疼痛而采取的一种治疗措施。具体操作是将一定浓度和容量的糖皮质激素和局部麻醉药混合配制成针剂，注射到病变区域，起到抗炎、镇痛、解除痉挛的作用。临床多见的是将低浓度局部麻醉药（利多卡因注射液和激素类药物，如短效的甲泼尼龙、长效的倍他米松等）注入病变的肌肉、肌腱及神经周围组织。"封闭针"中发挥作用的主要药物是激素类药物，其能消除病变周围的炎症。低浓度局部麻醉药有暂时的麻醉效果和轻微的抗炎作用。这里的炎症是指无菌性炎症，即炎症细胞的浸润和炎症介质的堆积，其中炎症细胞包括白细胞、中性粒细胞、淋巴细胞等。

众所周知，长期使用激素会对身体产生有害影响，但"封闭针"中的激素剂量很小且为暂时性短期注射，每个疗程4～6次的注射对身体基本没有影响。当然，这种封闭疗法也不可长期、连续使用。迁延不愈的慢性疼痛性疾病，可以选择间隔0.5～1.0年进行小剂量注射。糖尿病或高血压患者在注射完成后，要注意监测血糖和血压，避免在激素的作用下发生血糖、血压波动。

在打"封闭针"的适应证方面，通常诊断明确的肌肉、筋膜、神经类疾病都可进行封闭治疗，而且"封闭"是一个过时的称呼。在医师们约定俗成的认知里，封闭的范围仅限于小的、外周的、简单的疾病，如腱鞘炎；一些复杂性操作，如胸椎旁神经、三叉神经、星状神经节等的治疗，均称为神经阻滞治疗。此外，一些急性痛，如腹痛、心绞痛、外伤痛是不可以打封闭的，对于此类情况，去除病因是首要任务，需要先对疾病进行诊断，治疗原发病。盲目镇痛不但会掩盖病情，而且一旦操作失误，还可能加重病情。

（张　杰　撰稿；戴中亮　审核）

81 | 中医药治疗和现代麻醉治疗有关联吗？

中医药是中华民族的伟大创造，是中国古代科学的瑰宝。中医药像一把打开中华文明宝库的钥匙，极大地促进了现代医学的发展。同时，中医药对麻醉的发展也有着积极的影响。

战国时期的扁鹊是中国针灸脉学与四诊技术（切脉、望脉、听声、写形）的创始人。他曾用针砭治疗疼痛，切开痈肿，抢救垂危患者。东汉名医华佗发明的草药"麻沸散"，以酒服用，具有镇痛和麻醉的作用。现代医疗中，除药物镇痛外，各种中医方法也得到了有效应用，如针灸、推拿、熏蒸、艾灸等。这些方法简单有效、几乎无不良反应，且有利于快速康复。

中医药有芳香疗法的记载。芳香疗法使用芳香植物和香料，主要采用熏蒸法，即通过蒸馏等方式，从天然植物中提取脂溶性有效成分，通过吸入或局部应用等途径作用于人体，精油是芳香疗法的主要剂型。芳香疗法常用于治疗一些严重的传染病和慢性病，是遏制瘟疫的良方。不仅如此，芳香疗法在预防和治疗术后恶心呕吐方面疗效显著。

无创伤的电刺激仪器，即经皮穴位电刺激（transcutaneous electrical acupoint stimulation，TEAS）技术可部分取代人们熟知的针灸穴位疗法。刺激穴位常取内关＋合谷＋足三里或内关＋合谷＋足三里＋三阴交，起到预防和治疗术后恶心呕吐的作用。

近年来，术前进行"针刺麻醉"，术中应用活血化瘀类中药进行重要器官保护，术后应用中医中药方法促进排气排便等的案例屡见不鲜。这些研究均证明了中医药与麻醉有着密不可分、千丝万缕的联系。

（罗中辉　撰稿；卢海洋　审核）

82 | 针灸可以用于围手术期治疗吗？

1958 年 8 月 30 日，上海市第一人民医院耳鼻咽喉科采用传统针刺手法针刺双侧合谷，对 1 例患者施行扁桃体摘除术，这是世界上首次报道的仅用针刺镇痛完成的手术，一度在国际掀起"针灸热潮"。不仅是小手术，大的复杂手术也有应用，如新喉再造、肾移植、心脏直视术等。大量的临床研究、文献记载均证明，针刺麻醉能够通过多种机制提高患者的免疫调节功能，减少应激反应，减少术中阿片药物的用量，抗创伤性休克，抗手术感染，促进术后创伤组织修复，实现器官保护功能——包括脑保护、心血管功能保护、肺保护、肝保护、肾保护等；也可改善术后镇痛，减少术后恶心呕吐，预防术后认知功能障碍，辅助治疗术后尿潴留，实现术中的唤醒麻醉。然而，针刺麻醉的应用自 20 世纪 80—90 年代开始逐渐减少。究其原因，除涉嫌夸大疗效外，其本身也存在镇痛效果不全、肌肉不松弛、不能消除内脏牵拉反应等缺点，并且存在明显的个体差异问题。具体包括：①在疗效方面，由于医师个人水平因素导致效果有很大差异；②在穴位选择方面，针灸中常见的穴位有 360 多个，选择较为困难；③在针刺手法方面，因无参数对照，治疗效果个体差异较大。

围手术期应用中医针灸，可以缓解患者术前焦虑，优化生理功能，减少术中麻醉药物用量，保护重要脏器，减轻手术应激，有效预防术后疼痛。在术前，可以缓解焦虑与应激，优化术前状态，控制原发病，稳定血压、血糖等并发症；在术中，可以减少麻醉药物用量，有助于稳定术中呼吸和循环功能，加快患者术后苏醒；在术后，用于控制术后疼痛，避免因疼痛控制不足引起各种并发症，也可减少术后恶心，改善患者长期预后。

（海克蓉　撰稿；卢海洋　审核）

83 什么是颊针疗法?

"颊"是面颊的意思，"针"是中医的针灸。通俗的含义是在患者面部特定区域（穴位）施行针刺，达到治疗疼痛或调节全身性疾病的目的。颊针属于微针治疗的一种，不同于传统针灸治疗学，颊针治疗的所有靶点均分布在面颊的特定区域，与传统中医学的穴位大有不同。颊针疗法是一门结合了中医学与西方现代医学的新学说，主要涉及的理论有生物全息理论、大三焦理论和身心理论。面部表情极其丰富，脸部微表情的细节改变可以反映心理变化，身心健康则心情愉悦，病痛缠身则郁郁寡欢。所谓看"面相"预测运势走向，实则为面容可以直接反映整个人体的状态。

颊针疗法是王永洲教授在多年临床、科研和教学积累的基础上，根据全息理论发展起来的一种新的微针疗法，他经过大量的临床实践，总结出全身解剖部位投射、对应的面颊穴位点。这些穴位点形成了一个涵盖整个人体的全息微缩系统，即"颊针小人"。实践中，颊针疗法需要对患者进行全面的体格检查, 躯体上明确的组织压痛、硬结等不适均可在面颊部对应的穴位进行针刺治疗; 同时, 自主神经、交感神经紊乱等系统疾病也可实行针刺治疗。颊针疗法的特点是绿色医疗、微针微痛、操作简单、便捷携带、安全有效。

（林育南　撰稿；卢海洋　审核）

第六章 麻醉与生活

84 | "麻醉师""麻醉大夫""麻醉医师（生）"，到底该怎样称呼？

在人们的印象中，"麻醉师""麻醉大夫""麻醉医师（生）"就是术前给患者麻醉、术中做监护工作、术后把患者送回病房的医务人员。这些称呼叫得对不对，有影响吗？称呼里面加个"医"字就不一样了吗？答案当然是有影响，不同称呼给人感觉是不同的。

过去，人们以为麻醉科医师只会所谓的"打麻醉针"，只知道一些麻醉的基本操作，不知道他们还要对患者生命体征进行管理，对突发事件的预见和处理，所以常被人称呼为"麻醉师"。但实际上，现代医学要求麻醉科医师必须具有深厚的医学知识，能够掌握内、外、妇、儿、心电图、检验、影像学等医学基础知识，能够应对手术过程中的一切危急突发状况，在"手术医师治病"的同时充当好"麻醉医师保命"的守护神角色。在现代化医院里，麻醉科医师的工作范畴包括临床麻醉、急救复苏、重症监测和疼痛诊疗4个方面。随着人口老龄化的到来，高龄手术患者日益增多，这些都给麻醉科医师的工作增加了更高的难度。正所谓"只有小手术，没有小麻醉"，麻醉关乎着每位手术患者的生命安危。因此，医院的麻醉科医师，在南方常称为"麻醉医师（生）"，北方则常称为"麻醉大夫"，这体现了对麻醉科医师工作的认同和尊重。而对于过去的"麻醉师"这个称号，麻醉科医师是较为反感的。因为这个称呼会被认为是人们对其工作内容的蔑视，故一般不建议这样称呼。

（戴中亮　撰稿；李　茜　审核）

85 | 你知道国际医师节是源于纪念麻醉医师吗？

1842年3月30日，美国佐治亚州的麻醉医师Crawford Long为1例摘除颈部肿块的患者成功实施了第1例乙醚全身麻醉。他的妻子为了纪念这一成功，以3月30日作为庆祝日。Long的工作直到1848年才被报道，在确认其为第一位乙醚麻醉的施行人后，美国邮政为他发行了一枚纪念邮票。他的家乡人民又向美国国会提交议案，建议将他施行乙醚麻醉成功的3月30日定为国家医师节。经美国国会两院通过，美国总统布什于1993年签署总统令，将3月30日这一天称为美国的国家医师节（National Doctor's Day）。也许有人会问，美国的名医成千上万，为什么会选 Long 医师做第 1 例乙醚麻醉的日子来确定医师节呢？这是因为，麻醉的发明对促进人类健康发展及人类文明社会的进步均具有划时代的意义。"在他之前，手术是一种酷刑；从他之后，科学战胜了疼痛。"这句话出自美国"麻醉之父"Morton 的墓志铭，从一个侧面阐释了麻醉发明的重大意义。在欧美国家，患者通常在这一天给自己的医师送上一枝红色康乃馨，以表示对医师的感谢；医院也会为医师提供免费早餐等以表示祝贺。

其实，我国素有尊医重卫的传统。古时民间把农历四月二十八日——"药王"孙思邈的诞辰日作为重要祭拜日。在近现代，也经历了不同时期的医师节设立。2017 年 11 月 3 日，国务院批复国家卫生和计划生育委员会设立每年 8 月 19 日为"中国医师节"，从而营造更加良好的社会医疗环境和健康氛围。

（孙志鹏　撰稿；卢海洋　审核）

86 | 听说中国的麻醉医师属于高危职业且缺口巨大，是真的吗？

网络平台上有一些描写麻醉医师的"常见职业病"常被拿来调侃。例如，做噩梦、开门前先按灯的开关、洗澡强迫症等，其实这些"职业病"只是麻醉医师日常工作的侧面反映。麻醉医师这个职业已属于我国从事医疗行业执业医师的高危职业，也是中国猝死率发生较高的职业之一。

随着医疗的发展和新技术、新治疗方法的出现，临床科室朝着精细化分工的方向发展。麻醉科作为临床各个专科不可或缺的重要支柱，甚至是中枢，在很长一段时间里并不被重视，麻醉科医师甚至常被称为"麻醉师"，堪称"存在感最低"的医师群体。但事实上，麻醉科是临床医疗这艘"大航母"的平台和甲板，对各个临床科室的安全和高效运营均发挥重要的保障作用。

《柳叶刀-区域健康（西太平洋）》杂志调查数据显示，目前我国约有麻醉医师9万余人，居全球第一，但我国麻醉医师仍存在约30万的巨大人才缺口。据《人民日报》报道，我国每万人口只有约0.5个麻醉医师，而英国为2.8个，美国为3.0个。2020年9月，国务院办公厅在《关于加快医学教育创新发展的指导意见》中指出，要全面优化医学人才培养结构，加强医学学科建设，推进紧缺专业学科建设和人才培养。大幅度扩大麻醉、感染、重症、儿科研究生招生规模。另一方面，一份对26 000名麻醉医师的抽样调查显示，70%麻醉医师的工作时间超过10h，近50%日工作时长超过12h。在大型三甲医院里，1年进行的手术高达数万至数十万台，每人每天平均需要进行20余台手术。难以想象，这样一个"行业缺口大、工作强度大"的麻醉团体该如何面对逐年扩张、日益增长的临床医疗需求，以及突飞猛进的手术数量。据相关数据统计，在综合性医院所有科室里，麻醉医师的猝死率最高。按照全国 10 万名麻醉医师来计算，我国麻醉医师每年的猝死率接近 2/10 000，而目前我国麻醉患者死亡率已经降低到 1/100 000。由此可见，"麻醉医师是高风险职业"的说法一点也不为过，因为麻醉医师的猝死概率在整个医疗行业中是最高的。

从职业环境的角度来看，麻醉医师每天大部分时间都在手术室内。在这种封闭的职业环境中，他们可能会接触有毒的化学蒸汽、电离辐射和高度传染性的病毒。常见的环境危害包括：①麻醉药品、麻醉废气的危害；②化学消毒剂、黏合剂的危害；③放射线、紫外线的危害；④噪声污染的危害；⑤传染病、感染的危害。

临床上，职业暴露最常见的危害就是感染，包括血源性感染和呼吸道感染，具体如下。

（1）血源性感染：据美国疾病控制中心（Control Disease Center，CDC）统计，每年因感染经血液传播疾病而死亡的医护人员有数百人。在受感染的医护人员中，护士占比最高，达到 63%。目前，很多医院的麻醉护士也承担静脉输液的工作，这些风险需要引起重视。目前已证实 20 余种病原体可经针刺伤暴露传播，风险最高的分别是乙型肝炎病毒（hepatitis B virus，HBV）、丙型肝炎病毒（hepatitis C virus，HCV）和人类免疫缺陷病毒（human immunodeficiency virus，HIV）。此外，麻醉医师在进行深静脉置管、气管插管等操作过程中容易接触到患者的血液、唾液和体液，而患者携带的病毒可经职业暴露传播，麻醉医师无疑存在被感染的潜在危险。

（2）呼吸道感染：在与患者接触时，呼吸系统病毒可通过咳嗽、打喷嚏或说话产生的微小雾状粒子进行传播。例如，麻醉医师近距离为新型冠状病毒感染患者行气管插管时，若不采取高等级的防护措施则会面临被感染的危险。

此外，日常工作的应激和生理疲劳也是麻醉医师常见的职业环境危害。包括手术工作节奏紧张，麻醉医师随时需要处理各种突发意外；对各种监护仪、麻醉机的报警形成警觉，容易导致神经脆弱，造成焦虑心理等。

麻醉医师处于高危职业的暴露风险中，应牢固树立自我保护意识，加强防护措施，防止被注射器针头、刀片等锐器损伤。医疗单位也应关注麻醉医师长期持续疲劳导致的亚健康状态。

（王恩杰、陈　淼　撰稿；卢海洋　审核）

87 | 麻醉科在新型冠状病毒感染"战疫"中发挥了哪些作用？

自 2020 年 3 月 12 日 WHO 宣布新型冠状病毒感染疫情暴发、全球进入大流行状态，到 2023 年 5 月 5 日官宣疫情不再构成"国际关注的突发公共卫生事件"，新型冠状病毒感染大流行不仅给全球的医疗体系产生了巨大的冲击，也给医疗救治服务带来了严峻的考验。"新冠"也是新中国成立以来，我国遭遇的传播速度最快、感染范围最广、防控难度最大的一次重大突发公共卫生事件。我国麻醉医师积极投身抗击疫情的医疗救治工作中，上下同心、全力以赴，为打赢这场疫情防控阻击战做出了巨大贡献。

（1）"四大抗疫先锋科室"：疫情暴发，麻醉科医师的工作首当其冲，既要直面传染性极强的病毒，又要快速准确地完成救命的首要操作——气管插管。麻醉科大局担当，出色的表现被国务院点名表扬为"抗疫品牌学科"之一，连同感染科、呼吸科、重症医学科并称"四大抗疫先锋科室"。

（2）麻醉医师被誉为战"疫"的主力军：新型冠状病毒感染疫情开始，麻醉医师便积极投入抗击疫情"突击队"。抗疫期间，来自全国各地的优秀麻醉医师义无反顾、奔赴前线、积极抗疫，不畏生死、勇于担当，为取得防疫、防控的全面胜利奠定了坚实的基础。

（3）"专家共识"的首批制订者：2020年1月26日，华中科技大学同济医学院附属协和医院率先发布《武汉协和医院麻醉科应对新型冠状病毒肺炎工作流程条例》。其后，全国各家医院麻醉科、手术室陆续制订发布新型冠状病毒感染患者麻醉和护理操作规范。2020年2月3日，中国心胸血管麻醉学会围手术期感染控制分会、全军麻醉与复苏学专业委员会发布了《新型冠状病毒肺炎患者围术期感染控制的指导建议》。麻醉科在新型冠状病毒感染的防控"流程""规范""建议"专家共识的制订方面起到了积极的引领和推动作用。

2020年和2021年"中国麻醉周"的主题分别是：抗击疫情勇担当，重症救治我护航；疫情防控救重症，分娩镇痛护新生。麻醉科在指导全国医护同道科学防护、规范治疗、心理康复等方面，提供了及时有效的参考和借鉴，发挥了积极的引导和示范作用。

（4）全球合作共赢：抗疫经验的国际分享不分国界。面对全球新型冠状病毒感染的肆虐，中国麻醉与国际麻醉保持紧密联系，先后向10多个国际麻醉学术组织发出公函，介绍中国麻醉专业动态，并在权威专业杂志分享中国抗疫经验，获得国际多方积极响应。此次疫情期间，广大麻醉界医护工作者团结一心、众志成城，真正体现了高度的社会责任感、奉献精神与严谨负责的职业态度，诠释践行了社会责任与格局担当！

（王恩杰、杜春彦　撰稿；李　茜　审核）

88 | 麻醉影响大脑吗？我会变傻吗？

这是围手术期患者十分关心的问题，也是麻醉医师经常需要回答的问题。为了搞明白麻醉和"变傻"的关系，了解局部麻醉和全身麻醉的方法和过程是相当必要的。

局部麻醉，顾名思义，就是使用局部麻醉药注射或涂抹在不同的部位，导致暂时性的区域感觉丧失的过程。常用的局部麻醉方法有表面麻醉、局部浸润麻醉、神经阻滞和椎管内麻醉。表面麻醉是将渗透能力较强的局部麻醉药喷涂于皮肤或黏膜表面，产生麻醉作用，适用于浅表部位手术；局部浸润麻醉是将局部麻醉药直接注射于手术部位，并使其分层浸润，从而阻断局部感觉的传导；神经阻滞是通过较长的针头将局部麻醉药注射到不同的神经丛，从而阻滞该神经丛支配区域的疼痛传导；椎管内麻醉是指麻醉医师将药物从脊柱椎间隙注入硬膜外腔或蛛网膜下腔的过程，阻滞区域更加广泛，多应用于腹部、盆腔、下肢手术。

那么，局部麻醉到底对大脑有没有影响呢？答案是否定的。虽然局部麻醉药可能会导致毒性反应和过敏反应，但由于其应用在区域部位，只要合理用药，规范操作，局部麻醉药一般不会导致大脑损伤和全身危害。

相比于局部麻醉，大家似乎更"畏惧"全身麻醉对大脑的伤害。在全身麻醉过程中，患者处于无意识，甚至无自主呼吸的"中枢抑制"状态，此时药物作用于全身各个部位，可能导致患者产生此种担心。

那么，全身麻醉过程到底是怎样的呢？当你进入手术室，护士会贴心地给你打好静脉留置针，与此同时，麻醉医师会给你连接好心电监护仪，进行面罩吸氧。当你不那么紧张时，麻醉医师便会从静脉注入全身麻醉药物。不一会儿，你就会感觉昏昏沉沉，睡眼惺忪，上下眼皮也没有分开的打算了。等再次被医师叫醒时，你会惊讶地发现手术已经结束，整个过程对你而言只是一次安稳的睡眠罢了。在全身麻醉状态下，患者意识消失，全身骨骼肌松弛，呼吸依靠气管插管或其他器械辅助控制，整个手术过程中患者的生命体征由麻醉医师进行监控。当手术顺利结束时，麻醉医师会逐渐停止药物的维持，待患者自主呼吸恢复，意识清醒，生命体征平稳后，即可返回病房。

全身麻醉药包括镇静药、镇痛药、肌松药及吸入麻醉药等。各种药物品类繁多，作用时效各异，麻醉医师会根据患者情况合理选择用药。由于全身麻醉使用的药物不同，患者自身情况不同，全身麻醉产生的不良反应也不尽相同。全身麻醉的常见不良反应症状包括呕吐、头晕、血压下降、心率过快等，这些症状通常在术后数小时内便可恢复。术中麻醉医师也会对患者进行严密监护，减少及缓解全身麻醉相关不良反应及并发症。

由此可见，全身麻醉对于患者而言是相对可靠安全的。全身麻醉状态下，手术的进展会更加顺利，患者的体验也会更加舒适。随着全身麻醉技术和药物的发展和进步，全身麻醉的安全性和普及性也大大提高。全身麻醉过程中，麻醉医师会时刻相伴患者左右，密切关注患者的生命体征，为患者的手术安全保驾护航。在以上各种因素的共同作用下，全身麻醉手术的安全性得到充分保障，大脑损害风险大大降低。

在充分了解局部麻醉和全身麻醉的全过程后，想必大家能够明白：麻醉并不会使人变傻。相反，正因为有了麻醉的存在，使从前很多因疼痛而无法进行的手术能够顺利完成，医疗服务质量得到显著提升，让"舒适化医疗"的理念逐步落地，惠及广大患者。

（胡啸玲　撰稿；李　茜　审核）

89 | 麻醉对儿童智力有影响吗？

首先我们需要知道的是，一个人的智力发育受遗传、环境、大脑发育及后天教育等多种因素的影响，而且需要多种因素的长期综合作用，才会影响智力的高低。智力并不会因接受一次麻醉手术就会发生改变。简单地说，麻醉就是麻醉医师使用药物作用于患者周围神经系统或中枢神经系统，以达到阻断疼痛等伤害性刺激的信号传递，或者让患者暂时意识丧失，感觉不到疼痛，对手术没有记忆的过程。由于麻醉药物是可逆地抑制人体的周围神经系统或中枢神经系统，因此，无论采用何种麻醉方式，麻醉药物在人体内代谢完全后，机体功能就会恢复到之前的状态。

全身麻醉是儿童最常见的麻醉方式。很多家长会担心麻醉药会对孩子的智力产生影响。实际上，相关争论也一直存在。一些回顾性临床研究认为，婴幼儿早期经历麻醉是学习障碍的高危因素。然而，这些研究均具有一定局限性，很难排除全身麻醉之外的其他因素，如手术、住院及疾病本身造成的影响。也有一些临床研究认为，麻醉不会导致儿童的学习障碍。最新的高等级循证临床研究表明，婴儿早期单次、短时间的全身麻醉不会改变其 5 岁时的神经发育，也不会对智力发育产生影响。

（李军祥　撰稿；李　茜　审核）

90 | 你了解分娩镇痛（无痛分娩）吗？有什么风险？

人们通常所说的"无痛分娩"，其医学标准名词为分娩镇痛，是使用各种方法使产妇在分娩时的疼痛减轻甚至消失。无痛分娩可以让产妇不再经历疼痛的折磨，减少分娩时的恐惧和产后的疲倦。然而你了解无痛分娩吗？它又有哪些风险呢？

（1）"无痛分娩"的原理：疼痛经由感觉纤维传导投射到大脑所在反应区域，大脑接收到信号之后做出诸如叫、喊、哭、闹的指令。所谓无痛分娩，是麻醉医师通过麻醉针穿刺到脊柱椎管内注射麻醉药和镇痛药，将感觉神经的传导功能降低或完全阻断，这样大脑得不到分娩疼痛的刺激，产妇就觉得不疼了。当然这个过程是可逆的，也就是说药物代谢后，感觉就恢复了，不会对产妇和胎儿健康产生影响。

（2）无痛分娩是否真的"无痛"：无痛分娩是可以实现的，但是也有弊端。产妇可能要牺牲一部分"运动"，短期内也需要躺在床上并有人陪伴。在第二产程（子宫口扩张完全到分娩），胎头压迫会阴产生便意，促使产妇用力憋气加大腹压。这个过程需要盆底肌用力，而无痛和下肢无力不利于分娩。因此，麻醉医师和产科医师希望分娩疼痛的时间和程度受到一定的控制而非全程无痛。最佳状态是：第一产程VAS评分为3分（0分是不痛，10分是无法忍受的疼痛，3分是可以忍受的宫缩痛），第二产程保持在5～7分。这样既可以恢复会阴反射，也不影响产妇呼吸用力。因此，无痛分娩所谓的"无痛"实际上是镇痛，无痛分娩即为分娩镇痛。

（3）无痛分娩对产程是否有影响：产程是指产妇生产分娩婴儿的全过程。分娩能否顺利完成，取决于产力、产道、胎儿这3个基本要素，共分第1至第4产程，在产房（待产室和分娩室）主要经历前3个产程。

1）第1产程：第1产程为规律宫缩。从产妇开始出现宫缩直至子宫口扩张完全（10cm），初产妇需11～12h，经产妇需6～8h。第1产程可分为潜伏期和活跃期2个阶段。研究证明，无痛分娩可显著缩短第1产程时间，产妇可因此得到休息，恢复体力。

潜伏期：宫缩逐渐加强，子宫颈管消失至子宫口扩张至3cm。该期持续时间不定，通常需要8～16h。如果产妇的潜伏期>20h（经产妇>14h），则被认为是异常。

活跃期：宫口扩张 3cm（新产程标准为 6cm）至扩张完全（10cm），胎儿先露的部位进入中骨盆。

2）第 2 产程：第 2 产程为从子宫口扩张完全到胎儿娩出。产妇平均约持续 2h，>3h 则为产程延长（无痛分娩者>4h）。此时，产妇会感觉宫缩痛减轻，但在宫缩时会有不自主的排便感，这是胎头压迫直肠引起。很多产妇不会用力，原因可能包括助产士的引导不明确，产妇无法理解动作要领。国内许多医院开设了分娩体验，让产妇预先了解分娩过程。

3）第 3 产程：第 3 产程始自胎儿娩出直至胎盘娩出。胎儿娩出后，胎盘在 1~2 次宫缩后开始剥离，出现少量出血。此时产妇在医护人员的指导下用力屏气，协助胎盘娩出。胎盘通常会在 30min 内完整娩出，如胎儿娩出后 45~60min 胎盘仍未娩出，则需徒手剥离。剥离后，医师会检查胎盘是否完整，胎盘组织若残留子宫腔内会引起产后出血，甚至感染。若胎盘不完整，需探查子宫腔。分娩结束，缝合会阴伤口后，产妇和新生儿一同进入产后观察室。观察产妇出血、血压及一般生命体征，约 1h 后可转回普通病房。无痛分娩对第 3、第 4 产程的影响不大，甚至对会阴还有保护作用。而且在缝合伤口时，镇痛仍然有效。

（4）无痛分娩对新生儿是否有影响：国内外研究已证实，产妇在分娩期间使用的椎管内镇痛对新生儿的 Apgar 评分是没有影响的。

Apgar 评分是评估新生儿总体健康水平最常用的评估方

法（见第57问"评估新生儿出生状态的阿普加（Apgar）评分是什么"）。在新生儿出生后，根据其皮肤颜色、心搏速率、呼吸、肌张力及运动反射5项体征进行评分。满10分者为正常新生儿，评分在7分以下的新生儿考虑有轻度窒息，评分在4分以下考虑有重度窒息。大部分新生儿的评分为7～10分。新生儿出生后，分别做1min、5min及10min的Apgar评分。医师会根据新生儿的评分给予相应处理。

椎管内镇痛所使用的药物通常由小剂量的局部麻醉药和少量阿片类镇痛药经高度稀释后混合而成。这些药物会泵入椎管内，作用于神经根和脊髓产生镇痛作用，只有很少量的药物被吸收入血，进入胎儿体内的药物更加微乎其微，影响也更小。

实际上，英国从18世纪开始就有无痛分娩了，美国和欧洲国家的无痛分娩率达到98%左右，镇痛药物和麻醉方法均与国内相同。

综上所述，无痛分娩对产程、对胎儿的影响微乎其微，大家可以放心选择。

（张青林　撰稿；孙　申、李　茜　审核）

91 乙肝、艾滋病患者可以做麻醉吗？

乙型病毒性肝炎（简称"乙肝"）、艾滋病都是通过病毒传播的乙类传染性疾病。病毒可通过血液或体液传播、母婴垂直传播和性接触传播。病毒通过血液传播，是临床医疗中最大的风险，如医院感染、不安全的输血、职业暴露感染（如针具、刀片）等。

（1）乙肝：2019年的调查数据显示，全世界有3.5亿～4.0亿的乙肝感染者，其中我国约有1.2亿（按总人口数为14亿计算）。最近的国内调查显示，病毒性肝炎，包括慢性乙肝和慢性丙肝，目前仍是肝癌的主要原因。此外，在过去的40余年里，蓬勃发展的经济推动了酒精的消费，中国成为全世界人均纯酒精消费最多的国家之一。这表现为中国慢性酒精性肝病的患病率与发达国家相近，中国为4.5%，而美国为6.2%，欧洲国家为6.0%。

乙肝的主要临床表现为发热、乏力、食欲减退、恶心、呕吐、肝功能异常，少数表现为黄疸，部分患者的病程迁延转为慢性，可发展为肝硬化或肝癌。因个体差异和病情轻重不同，有的患者可发生急性重型肝炎，也有的成为无症状的病毒携带者。

到医院就诊的患者经常询问关于"乙肝'大三阳'是否能打麻醉针"的问题。临床上，麻醉药物分局部麻醉药和全身麻醉药。局部麻醉药基本上不会对肝造成损害，其经常用于门诊和短小手术中，例如，消化内镜检查时的表面麻醉，以及口腔拔牙治疗时的下牙槽神经阻滞等。这些麻醉药浸润到黏膜或注射到神经区域，使相关位置的感觉消失，达到无痛的目的。全身麻醉药则通过静脉注射或气体吸入给药，如果患者肝功能受损不是很严重，基本不会对肝造成损害；但对于重症肝衰竭的患者，使用全身麻醉药存在器官功能受损加重的风险。在这种情况下，麻醉医师会综合考虑风险并分析病情，减少使用可能造成器官功能受损的药物，预防和保护患者的健康。需要特别说明的是，我国在乙肝病毒母婴阻断方面已有丰富的临床经验，并已取得满意的研究成果。孕产妇若为乙肝病毒携带者，在妊娠期进行母婴阻断可明显降低婴儿感染乙肝病毒的风险。此类患者在术前评估许可的情况下，麻醉操作通常采用椎管内麻醉，使用局部麻醉药，对全身影响较小且相对安全。

（2）艾滋病：艾滋病的全称是获得性免疫缺陷综合征（acquired immunodeficiency syndrome，AIDS），是感染人类免疫缺陷病毒（human immunodeficiency virus，HIV）导致的、以机会性感染和机会性肿瘤为特征的继发性免疫缺陷病。艾滋病的潜伏期（无症状期）平均为12～13年，且患者在发病前与正常人并无区别，麻醉药物的使用没有禁忌。在艾滋病发病期，因免疫功能低下且伴发感染和肿瘤，麻醉药物的使用要根据患者的病情进行个体化分析。通常局部麻醉药可常规使用；如果患者极其衰弱，则其对全身麻醉药的耐受性较差，围手术期并发症的发生风险较高，术后恢复也不佳。

（杜春彦、王恩杰　撰稿；卢海洋　审核）

92 | 哪些器官可以移植？器官移植手术的麻醉有什么特殊性？

实际上，"移植术"在我们的现代医学中已经司空见惯。医院经常给贫血的患者输血，这实际上也是一种"血细胞移植"；白血病可采用"骨髓移植"进行治疗；人们常说的"试管婴儿"，专业术语应称为"体外受精－胚胎移植"。

早在 19 世纪，就有医师进行过眼角膜的移植手术。经过 100 多年的发展，器官移植技术逐渐成熟。目前，人体的细胞、皮肤、骨髓、血管等都可移植。较为常见的移植器官或组织包括眼角膜、心脏、肺、肝、肾、胰腺、脾及小肠等，稍微"小众"一点的还有子宫、阴茎、睾丸等生殖器官，以及面部复合组织（脸移植、换脸术）、手臂肢体等。2015 年，意大利医学家甚至尝试进行头部移植，但由于伦理的限制，这种移植无法常规进行。因此，理论上讲，全身所有的器官和组织都可以进行移植。

器官移植手术的麻醉有什么特殊性呢？根据被移植器官的作用和生理特点，每种移植的麻醉管理都不一样。下文以肝、肾等较大的器官移植手术为例，来介绍器官移植手术麻醉的特殊性。

（1）需要进行器官移植的患者，其身体健康状态通常比较差。由于需移植的器官功能基本上处于衰竭阶段，患者随时面临着生命危险，或者需要终身不间断地治疗。因此，患者的其他器官功能也会受到累及，身体对药物的代谢、排出能力，对出血的耐受能力，对手术应激的对抗能力，以及术后的恢复能力都会比平常人差，故麻醉风险较高。

（2）移植手术过程中存在暂时性器官功能缺失。如肝移植过程中有一段"无肝期"，这一时段病肝被切除、而新肝尚未开始工作；心、肺移植过程中，还不得不使用"体外循环"技术暂时维持人体的血供和氧供。这意味着在进行此类器官移植时，身体的许多重要代谢过程会被迫暂停或受到干扰，与普通麻醉时的机体完全不同。在这个阶段，麻醉医师必须随时了解身体功能的变化，用多种复杂的技术手段进行生命体征和血液的频繁监测，并根据检测结果随时给予救治和调整，麻醉工作的强度和难度都比较高。

（3）新的器官经历过一段时间缺血、缺氧后，才被植入人体。这时需要随时监测和保护移植器官的功能，维持其活力。麻醉医师会用到其他手术所用不到的许多药物，如免疫抑制药、糖皮质激素等。根据移植器官的状态，使用利尿药、强心药等，并将患者的血压、心率、血容量、血生化指标调节到最适合移植物的状态。

（4）移植手术后的患者，大部分都需要在 ICU 中度过最初的危险阶段，待其苏醒平稳后，再回到普通病房。

（李玉兰　撰稿；李　茜　审核）

93

体温、脉搏、呼吸和血压是四大生命体征，为什么第五大生命体征说法不一呢？

生命体征是用来判断患者病情轻重缓急程度的指征，主要包括体温、脉搏、呼吸和血压，医学上称其为"四大生命体征"；而关于第五大生命体征的说法不一。具体如下。

（1）体温：是指机体内部的平均温度。测量体温的常见方法如下。

1）腋测法：正常体温范围是 36.0～37.0℃。

2）口测法：正常体温范围是 36.3～37.2℃。

3）肛测法：正常体温范围是 36.5～37.7℃。

（2）脉搏：是体表可触摸到的外周血管搏动速度。正常成人脉搏为 60～100 次 /min。正常情况下，脉搏与心率速度一致，节律规整。通过测量脉搏可间接评估心率。

（3）呼吸：是指机体与外界环境之间气体交换的过程。人的呼吸过程包括以下 3 个互相联系的环节。

1）外呼吸：包括肺通气和肺换气。

2）气体在血液中的运输。

3）内呼吸：指组织细胞与血液间的气体交换和组织细胞

内的氧化代谢。

正常成人安静呼吸以 6.4s/次为最佳；正常成年男子的肺活量为 3500～4000ml，女子为 2500～3500ml。

（4）血压：是血液在血管内流动时作用于单位面积血管壁的侧压力，它是推动血液在血管内流动的动力。正常成人安静状态下的血压范围较为稳定，正常范围为收缩压 90～139mmHg，舒张压 60～89mmHg，两者相差（脉压）30～40mmHg。

（5）第五大生命体征：关于人类第五大生命体征有诸多说法，其在国际社会有一个演变的过程。

1）疼痛：1995 年，美国疼痛学会（American Pain Society，APS）主席 James Campbell 提出疼痛是第五大生命体征。此后各国相继效仿美国，加入第五大生命体征——疼痛来判断患者病情。2002 年，第十届国际疼痛学会（International Association for the Study Pain，IASP）会议达成专家共识，认为"慢性疼痛是一种疾病"，并在 2004 年将每年的 10 月 11 日定为"世界镇痛日"。

四大生命体征是维系机体正常活动的主要支柱，缺一不可，哪一项出现异常就会导致严重的、致命的后果。对于将疼痛作为第五大生命体征的说法，随着研究和实践的深入，新的观念随之更新，不断有学者对此提出异议。疼痛是一种复杂的生理和心理活动，是临床最常见的症状之一，常伴有强烈的情绪和感情色彩。痛觉可作为机体受到伤害的一种预警，并引起机体产生一系列防御和保护反应。严格来讲，疼痛是一个信号，并非体征，故把疼痛列入生命体征没有任何意义。

2）有氧能力：2016年，作为心脏病学领域重要学会之一的美国心脏学会（American Heart Association，AHA）总结了大量的基础研究成果，在《循环》（*Circulation*）杂志发表了其专家团队的大量科研工作，并将有氧能力（心肺功能）列为第五大生命体征。

有氧能力可帮助医务人员更准确地划分患者的健康风险。通过生活方式干预，帮助患者科学管理自己的疾病，从而在更大程度上降低发生心血管慢性疾病的风险。每个人的有氧能力都是不同的，对外部环境影响的反应（包括感染的预后）也不同。有氧能力提高是健康水平提高的标志之一。研究表明，有氧适应水平越高，则有氧运动能力越强；有氧能力越高的人群，其心肺耐力水平越高，也意味着其慢性疾病及心血管疾病的发病率、病死率越低。

众所周知，人体的新陈代谢是一个生物氧化过程，新陈代谢所需要的氧通过呼吸系统进入人体血液。临床上，有一种只需要夹持在手指末端进行无创伤测量，便可简便、直观、实时显示机体氧合情况的指标——血氧饱和度（SpO_2）。SpO_2是血液中被氧结合的血红蛋白占全部可结合血红蛋白容量的百分比，即血液中的血氧浓度。SpO_2的监测可评估肺的氧合能力和血红蛋白携氧能力。正常人体动脉SpO_2为98%，静脉SpO_2为75%，指端SpO_2为95%以上。若低于正常值，则会导致头晕、烦躁、易怒、乏力等症状的发生，甚至导致心力衰竭。如出现以上症状，需要及时吸氧治疗。

（徐　瑾　撰稿；卢海洋　审核）

94 | 测量血压时胳膊上常常留下勒痕，会导致神经损伤吗？

血压计主要分为电子血压计和水银汞柱型血压计。无论哪种血压计，均需要绑袖带进行测量。

电子血压计根据袖带放置的位置分为腕式和臂式两种。臂式血压计测量肱动脉搏动，相对准确。臂式血压计的袖带应放置在肘窝上 1～2cm，松紧度以能够容下一指为宜，过松或过紧都会影响血压测量的准确性。使用水银汞柱型血压计时，一般于袖带充气至听不到肱动脉波动后再升高 20～30mmHg；然后一边缓慢放气，一边听诊肱动脉波动的声音。

桡神经自腋动脉后方起，伴随肱深动脉向后，在肱骨中、下 1/3 处紧贴肱骨向下向外走行。其穿过臂外侧肌间隔的部分容易受到压迫伤和牵拉伤，表现为虎口区皮肤麻木，腕关节和掌指关节下垂。

目前常用的血压测量仪器是电子血压计，在使用过程中应注意袖带位置、松紧适宜，避免缠绕过紧。充气压力过高、时间过长、反复操作会持续压迫血管，导致供血不足，可引起神经损伤。需反复测量血压的患者，应分多次、按间隔进行。

（徐　瑾　撰稿；卢海洋、李　茜　审核）

95 | 打针、输液时，玻璃瓶的碎玻璃碴会进入人体吗？

很多麻醉药物都是装在一个玻璃瓶中，在使用时需要将玻璃瓶掰开，然后用注射器抽取里面的液体。有的人会感到疑惑，玻璃瓶在掰开时会不会有微小的碎玻璃碴掉进液体里面？这些玻璃碴会随液体注射到人体内吗？这种盛放液体药物的玻璃瓶学名叫"安瓿瓶"。事实上，在药物从安瓿瓶中抽出到注射到人体内的过程中，通常会有三重保护措施，防止微小玻璃碴进入人体内。

（1）掰开安瓿瓶是由经过专业训练的医师或护士操作，在掰开前会对瓶口进行消毒。在掰开时一般不会有玻璃碴掉进去，即使有，体积大一点的玻璃碴会沉底，微小的会因表面张力浮在液体表面。在使用注射器抽吸时，针头从液体底部抽吸，大碎片不能通过很细的针头，而微小玻璃碴也不会下沉，这样形成了第一道防护屏障。

（2）在安瓿瓶中抽吸液体药物的注射器也带有过滤装置。

注射用过滤输注技术或装置已经非常成熟，一次性针头/过滤器是常用的注射器末端装置。

（3）在输液时会用到输液器，输液器有两重过滤系统，会将进入输液器内的微小物质全部过滤掉。

有这三种保障，大家完全不用担心玻璃碴的问题。

（陈柯宇　撰稿；海克蓉　审核）

96 | 迈克尔·杰克逊死亡事件跟麻醉药"白色牛奶"有关系吗？

2009 年 6 月 25 日，美国摇滚天王迈克尔·杰克逊（Michael Jackson）离世。他因长期失眠，私人医师康拉德·莫里（Conrad Murray）为其静脉注射"白色牛奶"药物辅助睡眠，之后莫里短暂离开。由于缺乏监护，杰克逊因呼吸抑制、心搏骤停去世。后续调查显示，杰克逊生前一直急性、持续地使用丙泊酚等麻醉药物。除该私人医师外，他还会同时请多个不同医师治疗并要求开药，故导致其体内积累大量而非正常剂量的药物。那么，杰克逊死亡事件跟麻醉药"白色牛奶"有关系吗？这种"白色牛奶"是什么药物？为什么长期使用会导致死亡？现在对这种药物有管制吗？

针对这些疑问，我们来一一解答。该报道中的"白色牛奶"其实是麻醉科常用的一种静脉全身麻醉药物——丙泊酚，又称异丙酚、2,6- 二异丙基苯酚、propofol，其化学式为 $C_{12}H_{18}O$，是一种快速强效静脉麻醉药，常用于全身麻醉诱导和维持、无痛侵入性诊疗、睡眠辅助治疗等。1986 年，丙泊酚在英国上市，3 年后获得美国 FDA 批准在美国上市。1996 年，丙泊酚进入中国市场，现已列入我国基本药物目录。2018 年 9 月，丙泊酚的研发者约翰·格伦（John B. Glen）获得了有"诺贝尔奖风向标"之称的美国拉斯克奖——临床医学奖。据 WHO 评价，"全世界有上亿人受益于这种药物"。曾有一位研究脑科学的资深麻醉学者说，"没有什么药能超越丙泊酚在临床麻醉中的历史意义"。

因丙泊酚长期滥用可成瘾，严重时可导致急性呼吸、心搏骤停，在没有临床医师监护下使用将是致命的。因此，丙泊酚常被作为特殊药品管制，临床医师只有培训考核合格后才有资质使用。在日常生活中，普通门诊和药店均无法接触到丙泊酚。丙泊酚被认为是跨时代的短效静脉麻醉药，具有诱导迅速、作用时间短、持续输注后无蓄积等优点；然而，其也具有呼吸循环抑制、变态反应、注射痛、成瘾性等致命缺点，可导致使用者发生急性呼吸循环衰竭。因此，必须在吸氧和监护下，由麻醉医师或重症医师使用。

2023 年 2 月，"丙泊酚"和韩国影帝"刘亚仁涉嫌吸毒"2 个词条登上热搜。那么，"白色牛奶"与"吸毒"有关系吗？2011 年 2 月，韩国食品药品管理局（Korea Food and Drug

Administration，KFDA）将丙泊酚划定为"精神性医药品"，除治疗目的以外严禁使用，违者将按吸毒罪追究法律责任。近年来，韩国医疗美容和娱乐行业发展迅速，"打牛奶针"成为医美医院创收的隐秘机制和娱乐圈人群的解压途径，多名韩国娱乐圈公众人物因涉嫌滥用丙泊酚而接受过调查。但在中国和美国，丙泊酚尚未被列入麻醉及精神药品目录，故不能称之为"毒品"，而杰克逊也没有被追究为吸毒罪。

（熊　伟　撰稿；李　茜　审核）

97 | 什么是毒麻药品？为什么要严格管理？

毒麻药品是一个统称，字面理解就是常用的一些类似毒品且有麻醉作用的药物。一般是指对生物体产生毒性，有神经阻滞或麻醉效应的药物，一旦使用过量就可导致生命危险，长期使用容易成瘾。毒麻药品具有毒品或类似毒品的依赖成瘾性，可导致神经和精神的麻醉状态，如麻醉药品（阿片类、可卡因类、大麻类）、精神药品等。临床上应用这类药物能够起到镇静、镇痛的效果。

根据 2005 年国务院颁布的《麻醉药品和精神药品管理条例》和 1996 年卫生部公布的《麻醉药品品种目录》和《精神

药品品种目录》，我国管制范围的麻醉药品包括阿片类、可卡因类、可待因类、大麻类和合成麻醉药类，以及指定的其他易成瘾的药品、药用原植物及其制剂等，共7类118种。2013版收录的麻醉药品增加到121种，2023年已达123种。根据《中华人民共和国药品管理法》第39条的规定，国家对麻醉药品实行特殊管理办法，并进行管制。常用的毒麻药品包括吗啡、哌替啶（杜冷丁）、芬太尼、二氢埃托啡、氯胺酮、美沙酮、氢可酮、羟考酮、可卡因、可待因、阿桔片、布桂嗪、麻黄碱、咖啡因、曲马多、复方樟脑酊、哌醋甲酯、地芬诺酯、苯巴比妥、咪达唑仑、三唑仑、芬氟拉明、麦角咖啡因、艾司唑仑、阿普唑仑、氟西泮、地西泮、氯硝西泮、劳拉西泮、匹莫林、奥沙西泮、司可巴比妥、异戊巴比妥、福尔可定等。

需要特别强调的是，阿片类药物比普通药店卖的非处方镇痛药的效果强数百倍，它是从罂粟中提取的生物碱或体外合成的衍生物，作用于神经系统，能够缓解疼痛，还能使人产生欣快感。临床上，阿片类药物也是在术中麻醉、术后镇痛、疼痛治疗等方面应用最广泛的一类镇痛药物。阿片类药物通常用于全身麻醉或监护麻醉中的镇痛及辅助镇静，同时广泛用于术后早期急性疼痛治疗。阿片类药物的剂型包括口服、栓剂和注射液，也有缓释片、贴片、锭剂和喷雾剂。临床常用的阿片类药物有吗啡、哌替啶、可待因、芬太尼、阿芬太尼、舒芬太尼、瑞芬太尼、地佐辛、布托啡诺、氢吗啡酮、羟考酮、美沙酮、纳布啡、曲马多等。使用阿片类药物时应特别注意，如果长期使用和滥用，很容易导致成瘾，应合理开具，并遵医嘱使用。

鉴于毒麻药品的巨大潜在危害性，临床上对毒麻药品的管理非常严格。原因包括：①公共健康安全，毒麻药品的滥用可导致严重的身心健康、公共卫生和社会安全问题；②防止非法流通，由于具有高度成瘾性，毒麻药品极易成为非法交易的目标；③专业医疗用途，尤其是在疼痛管理和手术麻醉中，阿片类药物扮演着不可或缺的角色；④规范管理与监控，一般需要具备一定的医学知识背景，取得毒麻药品处方权的专业医师，才有资格开具并使用毒麻药品，且遵循严格记录与核查制度。

严格执行以上流程，可有效防止毒麻药品滥用、误用对社会、人群造成的危害。毒麻药品按特殊药品进行管理，应严格执行《麻醉药品和精神药品管理条例（2016修订）》，包括专人负责、专柜加锁、专用账册、专用处方、专册登记、双人双锁双核验、空药瓶按取量回收、废弃销毁处理等。

（武昊天　撰稿；李　茜、卢海洋　审核）

98 ┃ 什么是"毒瘾"？什么是戒断症状？

毒品通常分为麻醉药品和精神药品两大类。众所周知，毒品具有成瘾性，但"成瘾"只是通俗的说法。通常来讲，药物成瘾是人们心理上和生理上对药物产生强烈的渴求和依赖。

1973 年，WHO 向全世界推荐统一使用"药物依赖性"这一概念取代原来的"成瘾性"概念，其内涵更加确切、科学。药物依赖性定义为：药物与机体相互作用造成的一种精神状态，有时也包括身体状态，表现出一种强迫、连续或定期使用的行为和反应。依赖性药物有八大类，分别是吗啡类、巴比妥类、乙醇（酒精）类、可卡因类、大麻类、苯丙胺类、柯特（Khat）类和致幻剂类。

1987 年 6 月，联合国部长级禁毒国际会议在奥地利首都维也纳召开，138 个国家和地区的 3000 名代表参加了"麻醉品滥用和非法贩运问题"部长级会议。这次会议提出了"珍爱生命，拒绝吸毒"（Yes to life, No to drugs）的口号，并将每年的 6 月 26 日定为"国际禁毒日"。根据《中华人民共和国刑法》第 357 条规定，毒品是指鸦片、海洛因、甲基苯丙胺（冰毒）、吗啡、大麻、可卡因，以及国家规定管制的其他能够使人形成瘾癖的麻醉药品和精神药品。《麻醉药品和精神药品品种目录》（2023 年）中列明了 123 种麻醉药品和 162 种精神药品，其中最常见的是大麻类、鸦片类和可卡因类。

药物依赖性分为精神依赖性和生理依赖性。精神依赖性又称心理依赖性，指使用者产生的一种愉快、满足的，或欣快的渴求。生理依赖性是反复使用依赖性药物所造成的机体适应状态。用药一旦停止，就会出现戒断症状。

戒断症状是指突然戒烟、戒酒，或停止使用依赖性药物（戒毒）引起的一系列心理、生理功能紊乱。主要包括消化系统、循环系统、神经系统、内分泌系统的改变，表现为胸闷、心悸、呼吸困难、兴奋、失眠、流泪、流涕、出汗、震颤、恶心、呕吐、腹泻、乏力、焦虑、狂躁，甚至虚脱、意识丧失，危及生命。若再次给予药物，则症状立即消失。如果患者情况十分严重，应去医院接受系统检查并积极接受治疗。

（王恩杰　撰稿；卢海洋　审核）

99 | 坊间一直有"迷魂药"的传闻，现实生活中真的存在吗？

近年来，关于"迷魂药"真真假假的问题一直存在。"迷药"一词出现在各类犯罪案件中的频率有抬头趋势。前有"佛山 23 岁女员工因七氟烷中毒死亡"引发热议，后有"网红女医生以身试药捂晕自己"等。那么，坊间流传至今的"迷魂药"，即通过拍人肩膀、喷人脸部，或者给人闻一闻就能使人"迷魂"，被他人控制意识及行为的药物，真的存在吗？

民间俗称的"迷药""蒙汗药"，即医学上的麻醉药及精神类药物，尤其值得一提的是吸入麻醉药。就吸入麻醉药的起效方式来说，必须满足以下 2 个条件：①足够高的药物浓度；②足够长的药物作用时间。以普遍使用的七氟烷（醚）为例，临床上可采用浓度递增缓慢诱导法、潮气量法和高浓度快速诱导法3种方式进行麻醉诱导。其中高浓度快速诱导法使患者意识丧失的时间最短，但至少也需要40s，如"吸入8%七氟烷+5L/min纯氧诱导"。在开始麻醉之前，需要嘱患者面罩吸氧，增加体内的氧储备；在面罩加压吸入纯氧的基础上吸入七氟烷，由氧气带动着七氟烷到达全身各处。吸入的七氟烷，浓度要足够高，而且需要密闭性良好的面罩吸入纯氧作为基础。采取另外2种方法使患者意识丧失也需要1～2min，甚至更长时间。

使用麻醉药物致人意识丧失，对药物的剂量和作用时间均有要求，通常需要在密闭环境下、大剂量持续给药才能起效。在空旷的室外环境下，被陌生人捂住口鼻，一闻就晕；拍拍肩膀、吹吹"仙气"便能摄人心智、操控自如，这些场景只存在于影视剧中。实际上，可操作性极小，至少需要较高浓度和较长时间，而且捂久容易窒息，目前为止，现实中并不存在，当然未来是否出现还有待观察。细数历来各种被冠以借"迷魂药"犯罪的案件，警方在相关人员的血液检测中也并未发现有麻醉药相关成分。除此之外，各种吸入性麻醉药都有刺激性或特殊气味，极易被人们所察觉，并不存在任何所谓的无色无味致人迷魂的"迷魂药"。

但无论如何，都要加强防范，增强自我保护意识。若察觉不对，请立刻报警！

（胡啸玲　撰稿；李　茜　审核）

100 人工智能会改变未来的麻醉吗？

随着科技的发展，人工智能几乎覆盖了人们生活的点点滴滴。日常生活中，大家最熟悉的应该是机器人、自动驾驶、智能家居，以及目前大热的 ChatGPT、Gemini 等。在医疗领域，大家可能对机器人手术、智能药柜及远程医疗有一些了解。

对于麻醉学科来说，可以设想未来人工智能带来的巨大改变。输入患者信息，便可收集到其所有相关的诊疗病史，集成各大医院的数据库，推送一个最佳的、合理的麻醉参考方案。超声仪器可进行人机交互，语音控制，超声探头成像自动识别人体的各部位肌肉、骨骼、神经、血管等。穿刺系统自带导航功能，设置好目标靶点后，操作者根据导航指引调整进针方向和深度，顺利到达目标靶点完成药液注射。麻醉机器人根据麻醉方案准备好所需的仪器、物品、药品、耗材，并根据指引送到指定的手术间。

虽然人工智能可帮助人们解决临床问题、提高工作效率，但人工机器不能代替麻醉医师，它们岁集成高科技的"芯"，却没有人心的温度。我们每一位麻醉医师都拥有着感受患者冷暖的心，通过诊疗期间的情感交互，传递医疗服务的温暖和关爱。

作为"无影灯下的生命守护神"，麻醉医师不仅要在数字新时代积极接纳人工智能，更要兢兢业业为患者保驾护航。未来，我们将继续用心服务，传递关爱，发挥自身的想象力和创造力，用智慧驱动麻醉与人工智能的发展，不断提高临床麻醉的医疗质量和服务水平，深入贯彻实施"健康中国战略"宏伟蓝图，持续提升人民群众的就医满意度和健康生活品质，为实现国民健康长寿、国家繁荣富强、民族伟大振兴的前景目标而不懈奋斗。

（林育南、卢海洋　撰稿；李　茜　审核）

参 考 文 献

[1] ACOSTA I S, DE COS G V, Fern á ndez M T. Malignant hyperthermia syndrome: a clinical case report [J]. EJIFCC, 2021, 32 (2): 286-291.

[2] APFELBAUM J L, HAGBERG C A, CONNIS R T, et al. 2022 American Society of Anesthesiologists Practice Guidelines for management of the difficult airway [J]. Anesthesiology, 2022, 136 (1): 31-81.

[3] ASEHNOUNE K, LASOCKI S, SEGUIN P, et al. Association between continuous hyperosmolar therapy and survival in patients with traumatic brain injury – a multicentre prospective cohort study and systematic review [J]. Crit Care, 2017, 21 (1): 328.

[4] BEVERLY A, KAYE A D, LJUNGQVIST O, et al. Essential elements of multimodal analgesia in enhanced recovery after surgery (ERAS) guidelines [J]. Anesthesiol Clin, 2017, 35 (2): e115-e143.

[5] DONG S W, MERTES P M, PETITPAIN N, et al. Hypersensitivity reactions during anesthesia. Results from the ninth French survey (2005-2007) [J]. Minerva Anestesiol, 2012, 78 (8): 868-878.

[6] EUSUF D V, THOMAS E. Pharmacokinetic variation [J]. Anaesthesia & Intensive Care Medicine, 2018, 20 (2): 126-129.

[7] FEIGIN V L, NGUYEN G, CERCY K, et al. Global, regional, and country-specific lifetime risks of stroke, 1990 and 2016 [J]. N Engl J Med, 2018, 379 (25): 2429-2437.

[8] GAN T J, BELANI K G, BERGESE S, et al. Fourth consensus guidelines for the management of postoperative nausea and vomiting [J]. Anesth Analg, 2020, 131 (2): 411-448.

[9] GEERAERTS T, VELLY L, ABDENNOUR L, et al. Management of severe traumatic brain injury (first 24 hours) [J]. Anaesth Crit Care Pain Med, 2018, 37 (2): 171-186.

[10] HARPER N J N, COOK T M, GARCEZ T, et al. Anaesthesia, surgery, and life-threatening allergic reactions: epidemiology and clinical features of perioperative anaphylaxis in the 6th National Audit Project (NAP6) [J]. Br J Anaesth, 2018, 121 (1): 159-171.

[11] HOLMAN W L, TIMPA J, KIRKLIN J K. Origins and evolution of extracorporeal circulation: JACC historical breakthroughs in perspective [J]. J Am Coll Cardiol,

2022, 79 (16): 1606–1622.

[12] HOPKINS P M, GIRARD T, DALAY S, et al. Malignant hyperthermia 2020: Guideline from the Association of Anaesthetists [J]. Anaesthesia, 2021, 76 (5): 655–664.

[13] IRWIN M G, IP K Y, HUI Y M. Anaesthetic considerations in nonagenarians and centenarians [J]. Curr Opin Anaesthesiol, 2019, 32 (6): 776–782.

[14] KAURA V, HOPKINS P M. Recent advances in skeletal muscle physiology [J]. BJA Educ, 2024, 24 (3): 84–90.

[15] KIM D K. Nonoperating room anaesthesia for elderly patients [J]. Curr Opin Anaesthesiol, 2020, 33 (4): 589–593.

[16] LAI H C, CHAN S M, LU C H, et al. Planning for operating room efficiency and faster anesthesia wake–up time in open major upper abdominal surgery [J]. Medicine (Baltimore) , 2017, 96 (7): e6148.

[17] MURARO A, ROBERTS G, WORM M, et al. Anaphylaxis: guidelines from the European Academy of Allergy and Clinical Immunology [J]. Allergy, 2014, 69 (8): 1026–1045.

[18] O'HANLON S, RECHNER J. Optimising pre–operative assessment for older people [J]. Anaesthesia, 2018, 73 (11): 1317–1320.

[19] PANESAR S S, JAVAD S, DE SILVA D, et al. The epidemiology of anaphylaxis in Europe: a systematic review [J]. Allergy, 2013, 68 (11): 1353–1361.

[20] RIVERA R, ANTOGNINI J F. Perioperative drug therapy in elderly patients [J]. Anesthesiology, 2009, 110 (5): 1176–1181.

[21] SAHAI S K, BALONOV K, BENTOV N, et al. Preoperative management of cardiovascular medications: a society for periperative assessment and quality improvement (SPAQI) consensus statement [J]. Mayo Clin Proc, 2022, 97 (9): 1734–1751.

[22] TASBIHGOU S R, VOGELS M F, ABSALOM A R. Accidental awareness during general anaesthesia–a narrative review [J]. Anaesthesia, 2018, 73 (1): 112–122.

[23] THOMAS E, MARTIN F, POLLARD B. Delayed recovery of consciousness after general anaesthesia [J]. BJA Educ, 2020, 20 (5): 173–179.

[24] WICK E C, GRANT M C, WU C L. Postoperative multimodal analgesia pain management with nonopioid analgesics and techniques: a review [J]. JAMA surgery, 2017, 152 (7): 691–697.

[25] XIAO J, WANG F, WONG N K, et al. Global liver disease burdens and research trends: analysis from a Chinese perspective [J]. J Hepatol, 2019, 71 (1): 212–221.

[26] 边立言，张英娇，刘明丽，等. 单纯低温麻醉阻断循环行心内直视术（附 34 例

分析）[J]. 临床麻醉学杂志, 1995, 11（2）: 97.

[27] 邓小明, 姚尚龙, 于布为, 等. 现代麻醉学 [M]. 北京: 人民卫生出版社, 2021.

[28] 格鲁博. 米勒麻醉学: 第9版 [M]. 邓小明, 黄宇光, 李文志, 译. 北京: 北京大学医学出版社, 2021.

[29] 海特米勒, 施温格尔. 约翰·霍普金斯麻醉学手册 [M]. 黄宇光, 译. 北京: 人民军医出版社, 2013.

[30] 李更生. 临床麻醉治疗学 [M]. 石家庄: 河北科学技术出版社, 2013.

[31] 李启芳, 邹玉美, 李桂凤, 等. 丙泊酚联合东莨菪碱成功治疗顽固性银屑病一例 [J]. 临床麻醉学杂志, 2020, 36（11）: 1140-1141.

[32] 李启芳, 于布为. 做一名能诊断会治病的麻醉科医生 [J]. 中华麻醉学杂志, 2019, 39（9）: 1030-1032.

[33] 佘守章, 岳云. 临床监测学 [M]. 北京: 人民卫生出版社, 2005: 555-579.

[34] 吴奇伟, 张忱, 胥亮, 等. BIS监测预防全凭静脉麻醉下术中知晓的多中心研究 [J]. 北京医学, 2014, 36（8）: 624-628.

[35] 张学军, 陈珊宇, 王福喜, 等. 寻常型银屑病遗传流行病学分析 [J]. 中华皮肤科杂志, 2000, 33（6）: 383-385.

[36] 郑晓静, 疏树华. 多模式镇痛在术后快速康复中的临床研究进展 [J]. 医学综述, 2019, 25（4）: 800-804.

[37] 中国防治恶性高热专家共识工作组. 中国防治恶性高热专家共识（2020版）[J]. 中华麻醉学杂志, 2021, 41（1）: 20-25.

[38] 中国医疗保健国际交流促进会急诊医学分会, 中华医学会急诊医学分会, 中国医师协会急诊医师分会, 等. 急性心力衰竭中国急诊管理指南（2022）[J]. 中国急救医学, 2022, 42（8）: 648-670.

[39] 中华医学会麻醉学分会. 成人手术后疼痛处理专家共识 [J]. 临床麻醉学杂志, 2017, 33（9）: 911-917.

[40] 中华医学会麻醉学分会. 术中高场强磁共振成像的麻醉管理专家共识（2020版）[J]. 临床麻醉学杂志, 2021, 37（3）: 309-312.

[41] 中华医学会麻醉学分会. 中国麻醉学指南与专家共识: 2020版 [M]. 北京: 人民卫生出版社, 2020.

[42] 中华医学会麻醉学分会老年人麻醉与围术期管理学组, 国家老年疾病临床医学研究中心, 国家老年麻醉联盟. 中国老年患者围手术期麻醉管理指导意见（2020版）（三）[J]. 中华医学杂志, 2020, 100（34）: 2645-2651.

[43] 中华医学会麻醉学分会老年人麻醉与围术期管理学组, 中华医学会麻醉学分会疼痛学组国家老年疾病临床医学研究中心, 国家老年麻醉联盟. 老年患者围手术期多模式镇痛低阿片方案中国专家共识（2021版）[J]. 中华医学杂志, 2021, 101（3）: 170-184.

[44] 中华医学会神经病学分会, 中华医学会神经病学分会脑血管病学组, 中华医学会神经病学分会神经血管介入协作组. 中国急性缺血性卒中早期血管内介入诊疗指

『麻』无止境 『醉』美守护——麻醉科普100问

南 2022 [J]. 中华神经科杂志, 2022, 55 (6): 565-580.

[45] 中华医学会神经病学分会, 中华医学会神经病学分会脑血管病学组. 中国脑血管病一级预防指南 (2019) [J]. 中华神经科杂志, 2019, 52 (9): 684-709.

[46] 周博文, 李启芳, 于布为. 星状神经节阻滞在麻醉治疗学中的应用和未来发展方向 [J]. 临床麻醉学杂志, 2019, 35 (7): 709-711.

[47] 朱揽月, 纪木火, 夏江燕, 等. 围术期过敏反应的研究进展 [J]. 临床麻醉学杂志, 2018, 34 (6): 620-623.

[48] 宗雨, 胡利国. 围手术期过敏反应 [J]. 国际麻醉学与复苏杂志, 2018, 39(10): 982-986.